U0253713

2015年国家社科基金年度项目（批准号15BGL174）

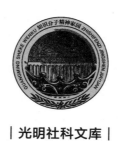

｜光明社科文库｜

中国防艾政策网络演变研究

以云南省为个案

李　玫◎著

光明日报出版社

图书在版编目（CIP）数据

中国防艾政策网络演变研究：以云南省为个案 ／ 李玫著 . -- 北京：光明日报出版社，2022. 11

ISBN 978 - 7 - 5194 - 6942 - 9

Ⅰ. ①中… Ⅱ. ①李… Ⅲ. ①获得性免疫缺陷综合征—防治—研究—云南 Ⅳ. ①R512. 91

中国版本图书馆 CIP 数据核字（2022）第 228324 号

中国防艾政策网络演变研究：以云南省为个案

ZHONGGUO FANGAI ZHENGCE WANGLUO YANBIAN YANJIU：YI YUNNANSHENG WEI GEAN

著　者：李　玫

责任编辑：杜春荣　　　　　　　　责任校对：房　蓉　龚彩虹
封面设计：中联华文　　　　　　　　责任印制：曹　净

出版发行：光明日报出版社

地　　址：北京市西城区永安路 106 号，100050

电　　话：010 - 63169890（咨询），010 - 63131930（邮购）

传　　真：010 - 63131930

网　　址：http：// book. gmw. cn

E - mail：gmrbcbs@ gmw. cn

法律顾问：北京市兰台律师事务所龚柳方律师

印　　刷：三河市华东印刷有限公司

装　　订：三河市华东印刷有限公司

本书如有破损、缺页、装订错误，请与本社联系调换，电话：010 - 63131930

开　　本：170mm×240mm

字　　数：228 千字　　　　　　　　印　　张：16

版　　次：2024 年 1 月第 1 版　　　　印　　次：2024 年 1 月第 1 次印刷

书　　号：ISBN 978 - 7 - 5194 - 6942 - 9

定　　价：95. 00 元

目　录
CONTENTS

第一篇　云南省防艾实践中的政策网络形成与主要功能

第三篇　云南省防艾政策网络演变的特点与趋势

导　论[*]

一、研究背景与问题的提出

社会治理是我国当前的改革方向及发展目标之一，得到党和国家领导人的高度重视。本研究以云南省为个案，跟踪、深入研究我国防艾（防治艾滋病）领域的防艾政策网络演变，特别是在中共十八届三中全会提出社会治理的新形势下防艾政策网络的变化和调整。

中共十八届三中全会明确指出，把推进国家治理体系和治理能力的现代化作为全面深化改革的总目标，要求创新社会治理，改进治理方式，提高治理水平。习近平总书记深刻指出："治理和管理一字之差，体现的是系统治理、依法治理、源头治理、综合施策。"[①] 坚持系统治理，从政府包揽向政府负责、社会共同治理转变；坚持依法治理，从管控规制向法治保障转变；坚持源头治理，从根本上解决矛盾、防微杜渐；坚持综合施策，从单一手段向多种手段综合运用转变。社会治理的重心必须落到城乡社区，社区服务和管理能力强了，社会治理的基础自然而然就夯实了。因此，搞好社区治理是社

---

[*] 本书为 2015 年国家社科基金年度项目"当前社会治理背景下我国防艾政策网络演变的实证研究"（15BGL174）成果。

[①] 魏礼群. 实现从社会管理到社会治理的新飞跃［EB/OL］.（2019-03-18）［2023-3-16］. http：//theory. people. com. cn/n1/2019/0318/c40531-30980546. html.

会治理的基础环节，是创新社会治理的重要突破口。

按照中央对我国未来发展新的治理模式的宏观设计，许多公共问题、社会问题的解决应遵循"治理"的思路。艾滋病防治，亦可遵循社会治理的思路，在不断变化的条件中转变思想和手段，用更加有效的方式应对艾滋病及其引发的各种问题。2012年11月26日，在北京召开的国务院防治艾滋病工作委员会第四次全体会议上，李克强指出，"在艾滋病传播途径更隐蔽、更私密等新的情况下，社会组织参与艾滋病防治更具有独特作用。要探索完善有效机制，在资金、技术等方面给社会组织以扶持，研究建立防艾基金，多元出资给予支持。要创新财政投入方式，更多地向社会购买服务，完善对公益性组织的税收减免政策"[1]。这不仅引导了我国防艾领域社会治理创新的大趋势，也恰逢其时地对防艾领域新变化做出了有效应对。

近年来，我国防艾领域出现一些新的变化、新的挑战。以国际性援助机构——全球基金（抗艾滋病、结核和疟疾全球基金）为例，2010年开始逐步冻结对华防艾项目援助资金，并于2013年年底正式停止对中国防艾项目的援助。与此同时，多个国际非政府组织也在其中国防艾项目结束后陆续停止合作。

从根本上讲，过去30余年，我国在艾滋病防治方面取得的成绩，是政府高度重视和务实领导，并从财政资金到人员技术等各方面给予支持和保障的结果。但是，国际社会多年来从资金、技术到管理对中国艾滋病防治的支持，亦发挥了非常重要的作用。这种支持主要着力于我国基层社会组织的防艾能力建设，因而为草根组织积极有效参与艾滋病防治工作进行了从人员经费到技术管理等各个层面的全方位准备。随着这些国际非政府组织停止对中国防

---

① 马占成. 李克强主持国务院防治艾滋病工作委员会全体会议［EB/OL］.（2012-11-28）［2023-3-16］. http：//www. gov. cn/ldhd/2012-11/28/content_2277700. htm.

艾项目特别是对基层社会组织的支持，我国如何在防艾领域持续有效地发挥基层社会组织和社区的作用，如何在已经构建的多元主体参与、多种合作模式形成的网络基础上更好应对艾滋病问题，成为社会治理背景下防艾工作需要做出更好回应的新命题。

2012 年国务院防治艾滋病工作委员会第四次全体会议上，李克强的讲话，不但代表了我国政府就国际援助停止后填补防艾资金空缺做出的郑重承诺，而且强化了政府向社会组织购买防艾服务的需求。防艾领域政府购买防艾服务的引入，在一个重要政策领域中反映出中国社会治理创新的方向和趋势。

政府采购制度最早体现在美国 1761 年颁布的《联邦采购法》中，政府购买服务是 20 世纪 80 年代以来的趋势。20 世纪 90 年代，英国率先提出公私伙伴关系的概念，继而在美、德、日等国得到广泛响应。① 政府购买公共服务涵盖大多数公共服务领域，特别是教育、公共卫生、文化、社会服务等主要公共服务领域，非营利组织则是公共服务购买的重要承接主体。② 不同国家和地区的非营利组织在公共服务中的作用不尽相同，比如，欧洲非营利组织收入中有 40%~70% 来自公共财政资源，日本为 45%，中国香港为 70%~80%。即使是美国这样的市场主导型国家，非营利组织收入总额中来自政府公共部门的资源仍占约 31%。③ 同时，服务购买也与向社区和地方转移职能、增强地方治理能力的趋势相关。这一趋势在发达国家比较明显，发展中国家、转型

①　贾西津，苏明，韩俊魁，等. 中国政府购买公共服务研究终期报告［R/OL］. (2009-6-1)［2023-3-16］. http：//47. 94. 233. 156/RMBase/SysJP/Multimedia/Pdf. ashx？ID = 23868 & contentid = 80444&form = browse.

②　贾西津，苏明，韩俊魁，等. 中国政府购买公共服务研究终期报告［R/OL］. (2009-6-1)［2023-3-16］. http：//47. 94. 233. 156/RMBase/SysJP/Multimedia/Pdf. ashx？ID = 23868 & contentid = 80444&form = browse.

③　贾西津，苏明，韩俊魁，等. 中国政府购买公共服务研究终期报告［R/OL］. (2009-6-1)［2023-3-16］. http：//47. 94. 233. 156/RMBase/SysJP/Multimedia/Pdf. ashx？ID = 23868 & contentid = 80444&form = browse.

国家也存在这一趋势。各国在使用"非营利组织"还是"非政府组织"来表达同一类组织的习惯和偏好方面，亦有所不同。我国官方或正式的文本中，对本土民间团体和组织倾向使用"社会组织"一词，学界则较为灵活，也经常使用"非政府组织"或"非营利组织"等。

在我国，传统意义上政府资源很少向防艾领域的非政府组织（NGO）开放，这不仅不利于防治艾滋病，还不利于培育公信力较高的本土非政府组织承担政府转移的部分职能，或在政府无暇顾及的领域发挥功能性补充作用①。然而，面对艾滋病问题的复杂性和紧迫性，仅仅依赖政府机构制定和推行政策的方式已不再适用。现实中，我国防艾领域活跃着来自政府、市场、社会的多元行动主体，它们之间存在相互依赖关系，通过资源交换等形成各种政策网络中的结构并在政策网络中进行互动，影响着政策制定和执行。

所谓政策网络，涉及不同层级的政府部门、社会团体、私有部门、国际组织等，"是反映业已变化的国家和社会关系的政治治理的新形式"②，是与市场、官僚等级制三足鼎立的第三种社会结构形式和新的国家治理模式③。在各种国家与社会主体各自拥有资源、共同参与决策过程的背景下，政府在治理中已不能扮演万能的角色，政策主体之间的协商至关重要。我国防艾领域，政府也必须与各种多元行动主体进行充分互动与合作，并依赖这些行动主体来完成艾滋病防治的重任。在我国社会治理创新的大背景下，针对防艾领域政府购买服务，学者提出了政府向防艾非政府组织购买服务的原则和设想，以及其中的协调工作对艾滋病防治的重要性和紧迫性。④ 毕竟，成功治理的关

① 韩俊魁. 论政府向艾滋病防治领域 NGO 购买服务的几个问题［J］. 中国艾滋病性病，2008（2）：163.
② 李玫. 西方政策网络理论研究［M］. 北京：人民出版社，2013：9.
③ 李玫. 西方政策网络理论研究［M］. 北京：人民出版社，2013：13.
④ 余惠芬. 浅谈政府和非政府组织之间的协调对艾滋病防治工作的重要性［J］. 卫生软科学，2006（5）：499.

键在于实现有效的网络治理。①

　　本研究在前期研究的基础上，继续跟踪研究 2012 年云南省开始尝试实施的"政府向社会组织购买艾滋病防治服务"，继续跟踪研究防艾政策网络在政策过程中——包括政策制定和政策执行——发生的变化，从图形可视化和量化两方面形象深入地分析这些变化。为此，首先厘清影响云南省防艾政策网络形成及发展的各类防艾项目的发展历程、主要功能及成效，以及在防艾政策网络中多元行动主体出现及变迁过程，并按照社会治理创新前后时间节点来进行梳理、分析，从而形成对政策过程中政策网络演变的分析基础。然后，基于这些分析，从政策过程角度进一步在微观层面剖析云南省防艾政策网络，并归纳总结其中存在的特点和不足，继而对我国防艾政策网络在社会治理大背景下的发展趋势进行推测和预判。

二、研究目的与意义

　　本研究假设，政府购买服务这一社会治理创新举措，对防艾政策网络的演变产生重要影响。防艾政策网络的运行及变化，反映了艾滋病治理状况。防艾领域由于其特殊性，既需要政府强有力的领导，又需要社会组织的积极参与，其集中了最为多元、活跃的治理主体和行动主体，包括政府、市场、社会组织、草根组织、家庭、公民个人、境外非政府组织、国际组织等。这些多元行动主体形成不同的政策网络，既有协作，又有冲突，是艾滋病治理的生动写照。正如作者前期研究成果提出的，云南省防艾政策执行中存在政府、市场和非营利组织这三大不同层次的行动主体，包括组织、团体和个人，数量众多，形态各异，性质多元。它们形成了各种或紧密或松散的结构形式的防艾政策网络，主要分为集中型、多中心型和分散

---

　　① Kickert W J M, Koppenjan J F M. Managing complex networks [M]. London：Sage, 1997：84.

型三种。整合程度高、关系结构紧密、互动频繁的政策网络有利于具体政策的执行，而整合程度低、关系结构松散、互动性弱的政策网络则不利于政策执行。

在采取政府购买防艾服务的社会治理创新举措后，这些防艾政策网络在政策制定、政策执行中的结构形式、资源配置、信息交换、技术合作等方面发生了什么变化，对防艾政策过程及结果意味着什么……还需要进一步深入研究，这也正是本书研究的目的所在。因为正如肯尼斯·本森（Kenneth J. Benson）的观点，政策网络是"由于资源相互依赖而联系在一起的一群组织或者若干群组织的联合体"①，那么，政府在向社会组织购买防艾服务之后，防艾政策网络中行动主体之间的资源分配和状况，防艾政策网络的结构和互动，都将随之发生改变，防艾政策过程也会因政策网络的变化而变化，艾滋病治理也将呈现出不同的特点。可见，防艾政策网络的演变，本身即代表了我国社会治理变化的一个重要方面和领域。

艾滋病防治一直以来都是云南省非常重要的公共政策领域，也是政府实施公共管理活动的一项重要职能和任务。由于地处我国西南边陲，受特殊区位的影响，云南省位于全球艾滋病流行速度上升最快的大湄公河次区域，紧邻毒品"金三角"地区，加之边境与邻国无天然屏障，人员往来互市频繁，云南省艾滋病疫情严峻，是全国感染艾滋病累计数最多的省份之一，艾滋病防治工作任重而道远。② 在云南省防艾实践中，已经出现由政府、社会组织、企业、公民个人、国际组织等不同行动主体构成的政策网络，且存在至少六种合作关系，即地方与中央政府的纵向合作；政府行政部门之间的

① Benson J K. A framework for policy analysis [M] //Rogers D L, Whetten D. Interorganizational coordination: Theory research and implementation. Ames, IA: Iowa State University Press, 1982: 165.
② 李玫. 中国政策网络实证研究：基于云南省防治艾滋病政策实践的分析 [M]. 北京：人民出版社，2017: 4.

合作；政府与非营利组织之间的合作；政府与私营部门之间的合作；政府、非营利组织与私营部门的共同合作；非营利组织的跨境合作。云南省防艾政策领域因而呈现出参与主体多元、关系层次丰富、互动频繁复杂等特点①，是非常合适的研究客体。对云南省个案持续跟踪研究，运用政策网络图及数据等进行防艾政策网络演变的研究论证，不仅能够对抽象的艾滋病治理理念和过程进行可视化和量化分析，还能够从理论上对防艾领域社会治理创新举措发挥的推动作用进行论证，从而对我国未来不断完善社会治理具有一定的参考价值。

三、国内外文献综述

（一）习近平总书记关于社会治理重要论述的概要

习近平总书记提出"社会治理是一门科学"，实现了从"社会管理"到"社会治理"的新飞跃，构建了一个完整的科学理论体系，为我国社会治理建设提供了根本遵循。② 习近平总书记关于社会治理重要论述的思想内涵，突出体现在党的领导论、人民中心论、民生为本论、公平正义论、体制创新论、基层重心论等主要方面。

党的领导论。坚持党的领导是中国特色社会治理的鲜明特征，社会治理要充分发挥党总揽全局协调各方的领导核心作用，党在社会治理中的领导核心作用需要通过党的基层组织来实现，党的基层组织扎根基层、服务基层，具有参与社会治理的天然优势。③

① 李玫. 中国政策网络实证研究：基于云南省防治艾滋病政策实践的分析 [M]. 北京：人民出版社，2017：4.
② 魏礼群. 实现从社会管理到社会治理的新飞跃 [EB/OL]. （2019-03-18）[2023-3-16]. http：//theory. people. com. cn/n1/2019/0318/c40531-30980546. html.
③ 魏礼群. 实现从社会管理到社会治理的新飞跃 [EB/OL]. （2019-03-18）[2023-3-16]. http：//theory. people. com. cn/n1/2019/0318/c40531-30980546. html.

人民中心论。其核心是一切为了人民、一切依靠人民、为了人民的一切、一切接受人民检验。社会治理要以人为本，把增进人民福祉、促进人的全面发展作为根本出发点和落脚点，把人民放在心中最高位置，坚持全心全意为人民服务，实现好、维护好、发展好最广大人民的根本利益，从而真正满足人民群众对美好生活的向往。① 社会治理既是对全社会的治理，也是全社会共同参与的治理。社会治理以人民满意为根本标准。

民生为本论。保障和改善民生对创新社会治理具有根本性作用和意义，保障和改善民生，就是为了增进民生福祉，就是为了让人民过上幸福生活，归根结底就是一项民心工程。赢得了民心，就自然实现了善治。②

公平正义论。要加快推进社会治理精细化，构建全民共建共享的社会治理新格局。这种社会治理精细化思想，就是要建立一个共建共治共享的社会。③ 让人民群众更有"获得感""安全感"和"幸福感"，最大限度地凝聚社会共识，形成实现中华民族复兴的磅礴伟力。④

体制创新论。习近平总书记深刻指出"加强和创新社会治理，关键在体制创新"，明确提出中国特色社会治理体制的基本模式是党委领导、政府负责、社会协同、公众参与、法治保障，社会治理的改革与创新都要以此为目标取向。⑤

基层重心论。注重激发基层活力，提升基层能力，夯实基础地位，更好

---

① 魏礼群. 实现从社会管理到社会治理的新飞跃［EB/OL］.（2019-03-18）［2023-3-16］. http：//theory. people. com. cn/n1/2019/0318/c40531-30980546. html.
② 魏礼群. 实现从社会管理到社会治理的新飞跃［EB/OL］.（2019-03-18）［2023-3-16］. http：//theory. people. com. cn/n1/2019/0318/c40531-30980546. html.
③ 魏礼群. 实现从社会管理到社会治理的新飞跃［EB/OL］.（2019-03-18）［2023-3-16］. http：//theory. people. com. cn/n1/2019/0318/c40531-30980546. html.
④ 魏礼群. 实现从社会管理到社会治理的新飞跃［EB/OL］.（2019-03-18）［2023-3-16］. http：//theory. people. com. cn/n1/2019/0318/c40531-30980546. html.
⑤ 魏礼群. 实现从社会管理到社会治理的新飞跃［EB/OL］.（2019-03-18）［2023-3-16］. http：//theory. people. com. cn/n1/2019/0318/c40531-30980546. html.

发挥基层治理在整个社会治理体系中的关键作用。"城乡社区"和"社会组织"构成了现代社会治理运行的两个基础载体。①

习近平总书记关于社会治理的重要论述，内涵十分丰富和全面。社会治理是国家治理的重要组成部分，社会治理的理想模式是实现善政善治，而善治的本质在于政府与公民对公共生活的合作管理。② 从治理主体的角度看，人类社会至今已经有过三种基本形式，即自治、官治、共治。③ 社会治理由政府的一元治理转向政府、社会组织和公民之间的多元合作治理便成为当前我国社会形势发展的必然要求。从治理目标来看，刚性稳定是不可持续的④，现代社会的发展既需要稳定的秩序，又需要内在的活力。从治理机制来看，政府的社会管理和公民的社会自治，是相辅相成的两方面。片面强调社会管理而忽视社会自治，就会造成公共权力过度扩张，损害公民的基本民主权利。反之，片面强调社会自治而忽视社会管理，就会带来社会秩序的失控，影响社会稳定。⑤ 这些理论观点与习近平总书记关于社会治理重要论述中的党的领导论、人民中心论、民生为本论、公平正义论、体制创新论、基层重心论等思想观点是一致的。

（二）作为政策科学范式的政策网络理论

作为一门科学的政策科学学科出现于 20 世纪 50 年代，其标志是学科创始人哈罗德·拉斯韦尔（Harold Lasswell）及叶海卡·德洛尔（Yehezkel Dror）所倡导的范式的形成，也称为"政策科学范式"。它以行为科学和管理科学的

---

① 魏礼群. 实现从社会管理到社会治理的新飞跃［EB/OL］.（2019-03-18）［2023-3-16］. http：//theory. people. com. cn/n1/2019/0318/c40531-30980546. html.

② 夏行. 融合性民主的发展前景和发展思路［J］. 领导科学，2012（7）：11-14.

③ 俞可平. 重构社会秩序，走向官民共治［J］. 国家行政学院学报，2012（4）：25.

④ 于建嵘. 当前压力维稳的困境与出路：再论中国社会刚性稳定［J］. 探索与争鸣，2012（9）：9.

⑤ 俞可平. 敬畏民意：中国民主治理与政治改革［M］. 北京：中央编译出版社，2012：32-36.

融合为基础，吸收其他各种学科的知识，甚至谋求建立一种操作性的价值理论，为改进政策制定系统、提高政策质量服务。① 作为当代西方社会科学发展过程中的一次"科学革命"，拉斯韦尔和德洛尔的"政策科学"试图建立的是一种超越政治学、社会学、经济学、心理学、管理学、行为科学，能够统驭整个社会科学的全新的知识体系，进而为人类解决复杂多变的现实社会问题提供一个全新的视角。② 这就是拉斯韦尔和德洛尔的"政策科学范式"的深远含义。进入 20 世纪 80 年代中后期，政策科学出现新趋向，出现了以追求民主、公平、公众参与和政策效果为目标，主张恢复和强调规范研究和定性分析，注重政策过程政治分析的"政策研究"（policy inquiry）范式。③ 政策网络理论，即是政策研究中的一种范式理论。

　　1978 年，最早提出"政策网络"这个词语的彼得·卡赞斯坦（Peter Katzenstein）认为④，政策网络是包含不同形式的利益调和与治理，在政策制定过程中形成国家与社会之间系统生物关系的政治的整合性结构。有学者也将政策网络界定为"一个若干组织构成的联合体，这些组织因相互依赖的资源关系而联合在一起"⑤，其他各种政策网络定义包括"是一种政治治理的新形式，反映出变动的国家与社会关系"⑥，"特定政策领域内由公共部门、半

① 陈振明. 是政策科学还是政策分析：政策研究领域的两种基本范式［J］. 政策学研究，1996（4）：80-81.

② 丁煌. 发展中的中国政策科学［J］. 管理世界，2003（2）：28.

③ 周超. 当代西方政策科学方法论的范式转向［J］. 武汉大学学报（哲学社会科学版），2005，58（4）：529.

④ Katzenstein P J. Between Power and Plenty：Foreign Economic Policies of Advanced Industrial States［M］. Madison：University of Wisconsin Press，1978：9.

⑤ Benson J K. A framework for policy analysis［M］//Rogers D L，Whetten D. Interorganizational coordination：Theory research and implementation. Ames，IA：Iowa State University Press，1982：165.

⑥ Marin B，Mayntz R. Introduction：Studying Policy Networks［M］//Marin B，Mayntz R. Policy Networks：Empirical Evidence and Theoretical Considerations. Frankfurt：Campus Verlag，1991：20.

公共部门和私营部门行动主体构成的网络"①，等等。

关于政策网络的定义，虽然西方许多学者持有各不相同的观点，但其共同点都是认为政策过程中行动主体存在着结构（关系），区别主要在于强调所有组织之间的关系还是强调其作为一种治理形式区别于政府或市场的新的关系。他们认为，传统上公共问题或社会问题的解决，依赖于政府机构制定和推行的政策。面对当代各种公共问题或社会问题的复杂性，这样一种传统的旧范式已不再适用。政策网络可以成为分析复杂的政策过程的新视角。虽然政策网络研究已经非常丰富，但直到目前为止，政策网络概念在西方学界尚未得到统一。学者们虽都在政策网络所包含的关系上基本达成共识，却有待在最根本的概念界定问题上形成相对一致意见。②

洛德·罗茨提出从高度聚合的政策社区到松散组合的议题网络的五种网络类型③，在政策网络研究发展史上做出了里程碑式的贡献，影响了一批学者尾随其后进行政策网络的分类模型研究④。继罗茨之后，不少西方学者开始致力于政策网络分类的研究，被称为"利益调和学派"。⑤ 他们试图提出一个更加广泛和全面的框架，能够涵盖所有分类更为精细的政策网络类型，从而构建出可以反映来自公共部门和私营部门的不同行动主体之间的关系、变化及影响因素的分类模型。

主要分类包括⑥：①弗朗斯·范瓦登（Frans Van Waarden）的七维度分

① Kickert W J M, Koppenjan J F M. Managing complex networks [M]. London：Sage，1997：84.
② 李玫. 西方政策网络理论研究 [M]. 北京：人民出版社，2013：8.
③ Rhodes R A W. The National World of Local Government [M]. London：Allen & Unwin，1986：45.
④ 李玫. 西方政策网络理论研究 [M]. 北京：人民出版社，2013：59.
⑤ Boerzel T A. Organizing Babylon on the different conceptions of policy networks [J]. Public Administration，1998（76）：268.
⑥ 李玫. 西方政策网络理论研究 [M]. 北京：人民出版社，2013：69-86.

类模型。他对政策网络进行分类的逻辑起点是交易成本理论，目的是说明政策网络内不同利益相关者互动并表达利益诉求的不同方式。他认为，政策网络出现，是因为相互依赖的行动主体具有一个共同目的——在政策过程中尽量减少交易成本。同时，公共部门与私营部门不断增长的信任和资源依赖关系越永久，就越能形成合作，越有可能尽量避免或减少那些离经叛道的行为。行动主体的相互依赖关系促成合作，因此减少了协调和交易成本。范瓦登根据影响政策网络类型变化的七个维度，即行动主体数量和类型、网络功能、结构、制度化、行为准则、权力关系和行动主体战略，提出 11 种以政策网络不同形式出现的国家—市场关系。① ②格兰特·乔丹和克劳斯·舒伯特的三维度分类模型。他们根据成员人数、网络是否按政策领域或跨政策领域划分以及网络稳定性三个维度，提出 11 种政策网络。③斯蒂芬·威克与毛瑞斯·莱特的政府产业关系模型。他们采用更加广泛的以社会为中心的途径，强调网络的人际关系而不是结构关系，对"政策全域""政策社区"和"政策网络"概念进行了重新诠释。④"罗茨模型"的改进。大卫·马什和罗茨认为，"政策网络"这个词语仅是一个统称，在原先模型基础上将政策网络区分为政策社区与议题网络，并进一步诠释。他们认为，政策社区的参与者之所以联合在一起，是出自权威或专业知识的需要，而相比之下，议题网络的参与者则更多是为了一些物质上的利益需要而形成联合。区分标准主要包括②：成员特征、整合度、资源以及权力分配情况。

这些分类研究首先基于一个共识，即政策网络是政府和利益团体之间

① Waarden F V. Dimensions and types of policy networks ［J］. European Journal of Political Research，2010（21）：32.
② Marsh D，Rhodes R A W. Policy Communities and Issue networks：Beyond Typology s ［M］// Marsh D，Rhodes R A W. Policy Networks in British Government. Oxford：Clarendon Press，1992：250-252.

的权力依赖关系，资源在网络中得到交换。① 其次，政策网络可能会影响和协助政策过程及政策结果的产生，但是政策网络并不直接导致政策结果的产生。② 分类研究强调的是政策网络结构如何影响相互依赖的多元行动主体之间的互动。最后才是探究在何种程度上政策网络的结构特点影响了政策过程和结果。

政策网络结构及其变化对政策结果的影响，主要表现在以下几方面③：第一，行动主体构成及决策过程影响政策结果。行动主体通过网络互动，即动态的关系结构，确定了政策网络值得商讨的问题范围以及解决问题的方式方法，同时也决定了各个行动主体在网络中的位置、地位和角色。这些因素都间接影响着政策结果。行动主体处于核心或边缘位置，对政策结果的影响是不同的。第二，政策网络行动主体之间关系的紧密程度不同，对政策结果产生的影响不同。行动主体关系紧密时，容易产生信任和相互影响，社会资本程度高，适合应对结构不良、不确定且风险大的政策问题，引导政策过程的良性发展，最终有利于好的政策结果产生。当行动主体关系比较松散、互动性低时，虽对处理重大政策问题可能无益，但在解决一般性或常规性的政策问题中依然可以获取更多新的、不同的信息，因此对政策结果仍具有不同程度的影响。第三，网络结构的开放程度不同，对政策结果的影响也不同。具有封闭结构的政策网络，一般比较有利于提高政策制定的效率，政策的风险和交易成本较低；具有开放结构的政策网络，包容性较强，在复杂的政策问题上可以帮助更好地了解和整合民意，促进决策民主化。

---

① Boerzel T A. Organizing Babylon on the different conceptions of policy networks ［J］. Public Administration，1998（76）：263.

② Marsh D. Comparing Policy Networks ［M］. Buckingham：Open University Press，1998：35.

③ 李玫. 西方政策网络理论研究 ［M］. 北京：人民出版社，2013：172.

（三）政府购买服务

在西方，政府购买公共服务被视为民营化的重要方面。著名学者萨瓦斯（Savas）认为，民营化可界定为更多依靠民间机构、更少依赖政府来满足公众的需求。欧文·E. 休斯（Owen E. Hughes）强调，民营化是指从整体上减少政府的介入，减少生产、供给、补贴、管制，或这四种工具的任意组合。①

在我国，根据2014年财政部、民政部、国家工商总局印发的《政府购买服务管理办法（暂行）》规定：政府购买服务是指通过发挥市场机制作用，把政府直接提供的一部分公共服务事项以及政府履职所需服务事项，按照一定的方式和程序，交由具备条件的社会力量和事业单位承担，并由政府根据合同约定向其支付费用。随着我国服务型政府下公共财政体系的建立健全，政府提供公共服务的方式将会越来越转向政府购买服务的方式。

同时，政府购买公共服务是政府采购的一部分，应该遵守《中华人民共和国政府采购法》的相关规定。根据《中华人民共和国政府采购法》第二条规定，政府采购是指各级国家机关、事业单位和团体组织，使用财政性资金采购依法制定的集中采购目录以内的或者采购限额标准以上的货物、工程和服务的行为。可见，采购对象包括货物、工程和服务，其中"服务"应该包括公共服务，这样，政府购买公共服务就有法可依。

国务院原总理李克强在2013年7月31日主持召开国务院常务会议，研究推进政府向社会力量购买公共服务。其中，要制定政府购买公共服务指导性目录，明确政府购买服务的种类、性质和内容。要按照公开、公平、公正原则，严格程序，强化竞争，通过优胜劣汰来确定承接主体，并严禁转包。建立严格的监督评价机制，全面公开购买服务的信息，建立由购买主体、服务

---

① 徐家良，赵挺. 政府购买公共服务的现实困境与路径创新：上海的实践 [J]. 中国行政管理，2013（8）：31.

对象及第三方组成的评审机制，评价结果向社会公布。

政府购买公共服务的主体是政府，客体是社会组织与企事业单位。社会组织包括社会团体、民办非企业单位、基金会等，企业包括国有企业、民营企业。公共服务不同于私人服务。一般来说，政府购买的服务可以分为两大类：一是政府机构及其工作人员自身消费的服务，二是政府机构及其工作人员为社会所提供的服务。前者属于政府内部的服务，服务对象是政府机构和政府官员自身；后者属于公共服务，服务对象是除政府以外的其他社会机构和公众。① 本书涉及的政府向社会组织购买防艾服务，即是指后一种服务，购买客体更多指的是社会组织，由社会组织直接为社会提供服务。

在国外，学者们已经对防艾领域的政府购买及治理问题进行了实证研究。范·斯吕克分析了美国政府采用私有化外包方式，包括防艾服务方面的社会服务的做法。奥图尔和迈耶提出，在艾滋病防治方面，由不同行动主体构成的分散网络不仅有效还避免了政府直接操办所面临的尴尬和政治风险。赛奇金·叶尔金分析了非洲撒哈拉沙漠次区域艾滋病防治中非政府组织参与治理的情况，哈特维研究了坦桑尼亚从 1987 年到 2000 年之间防艾领域中"自治权分享"的实践，而霍奇则从全球视野来探讨艾滋病与治理的关系。②

四、研究内容和方法

（一）主要内容

本研究以云南省防艾政策网络为研究对象，对其展开多方面发展与变化

---

① 徐家良，赵挺. 政府购买公共服务的现实困境与路径创新：上海的实践［J］. 中国行政管理，2013（8）：12.

② 李玫. 中国政策网络实证研究：基于云南省防治艾滋病政策实践的分析［M］. 北京：人民出版社，2017：27.

的实证研究。总体框架包括四个部分：

1. 云南省防艾项目与防艾领域的社会治理创新

本研究的研究背景，是云南省自 2012 年开始尝试政府向社会组织购买防艾服务这一社会治理创新举措。这部分回顾了云南省防艾项目的发展历程，描述了云南省开展政府购买防艾服务的动因和基本情况等，这是分析云南省防艾政策网络演变的背景和前提。

2. 云南省防艾政策网络的形成与主要功能

这部分回顾了前期研究成果，即云南省防艾项目中形成的政策网络类型，并从理论上进一步研究界定云南省防艾政策网络，以及从大量文本资料中梳理、归纳防艾政策网络的主要功能，从宏观上论证其对防艾事业的推动作用。这些内容是分析云南省防艾政策网络演变的源头和基础。

3. 云南省防艾政策过程中的行动主体、政策制定网络和政策执行网络及变化

这部分首先对防艾政策网络中行动主体的发展变化进行分析，然后遵循公共政策分析的一般思路，着眼于政策过程的两个主要阶段——防艾政策制定和防艾政策执行，具体分析两个不同阶段在政府向社会组织购买服务这一社会治理创新举措之后政策网络的变化。防艾政策制定中的网络演变，着眼于省级——云南省防艾政策制定的最重要和最高层级——所形成的政策网络。防艾政策执行中的网络演变，则具体到县区级——云南省防艾政策执行的核心和基础层级——所形成的不同县区的政策网络。这部分是整个研究的重点部分，是从政策过程的不同阶段来呈现和展示政策网络行动主体和网络结构的变化和特点。

4. 社会治理背景下对我国防艾政策网络未来发展的展望

归纳总结云南省防艾政策网络的演变特点和不足，概括其对艾滋病治理所发挥的作用和价值、对我国社会治理存在的启示。基于云南省个案分析，

对我国防艾政策网络的发展趋势进行展望。

（二）研究方法

1. 数据收集方法

（1）文献法

这是科学研究最基础和用途最广泛收集资料的方法，也是本研究中质性研究部分采用的最重要的方法。在社会科学研究的前期准备以及具体研究过程中，都必须采用文献法使研究所调查的内容更为系统、全面和新颖。通过文献法，不仅能够获取社会治理、政府采购、政策网络等研究的理论资料，还能够收集云南省防艾政策领域的法律、政策、文件及相关资料，如云南省防治艾滋病工作委员会所编的《云南省防治艾滋病工作大事纪实》等，这些二手数据正是防艾政策网络变化的资料和质性数据来源。本研究对防艾项目的发展历程、对防艾机构和组织成立及发展的回顾、对防艾政策网络形成的功能分析等内容，都必须依赖大量的文献资料进行文本和内容分析。

（2）问卷法

通过书面的问卷形式，获得被调查者的态度、意见、建议等研究资料的调查方法。研究针对云南省县区级防艾工作中涉及的各类行动主体进行了问卷调查，对当地防艾政策网络互动情况进行了解，掌握网络结构、运行及其关系互动的完整情况。书中针对防艾政策执行的图形分析和量化研究部分，正是基于这些原始数据。

（3）访谈法

这是质性研究中经常采用的资料收集方法，主要是利用访谈者与受访者之间的交谈，获得受访者的意见与观点等。本研究通过访谈云南省防治艾滋病相关机构和项目负责人，获得他们对防艾政策领域实践的看法和意见判断。由于本研究主要是从政策网络视角展开分析，因此访谈主要针对政策过程中涉及的机构、组织的负责人或作为政策参与者的个体。

（4）参与式观察法

主要参与云南省防艾政府购买服务的过程，包括重要会议、招投标过程等。

2. 数据分析工具

本研究采用 UCINET 和 SPSS 软件对研究数据进行分析。UCINET 是一个重要的社会网络量化分析工具，由加州大学尔湾分校社会网络研究的权威学者林顿·弗里曼（Linton Freeman）编写，后来主要由波士顿大学的斯蒂芬·博加提（Stephen Borgatti）和威斯敏斯特大学的马丁·埃弗里特（Martin Everett）维护更新。UCINET 最早为社会学领域所运用，之后也被西方特别是欧洲一些公共管理和公共政策学者运用于政策网络和治理的研究，以可视化的形式展现网络中的互动情况。SPSS 则是社会科学统计分析的常用软件。

五、写作框架

本书由导论、主体内容、结论三部分构成。导论介绍研究问题的缘起、国内外研究现状、研究方法和内容等。研究的主体内容分为三大篇共八章。第一篇包括第一至三章，是对云南省防艾政策网络的宏观层面分析。第一章回顾云南省艾滋病疫情及防艾政策网络概况；第二章梳理云南省防艾项目发展历程以及进行政府向社会组织购买防艾服务的社会治理创新动力和基本情况等；第三章概括分析云南省防艾政策网络的主要功能及成效。第二篇包括四至六章，是对云南省防艾政策网络的微观层面分析。第四章介绍云南省防艾政策网络行动主体的发展与变化；第五章从政策过程角度对防艾政策制定网络和防艾政策执行网络分别进行分析，对省级政策制定网络在政府购买服务前后不同阶段的变化进行归纳，对县区级政策执行网络的数据和图形进行基础性概括描述；第六章重点分析云南省县区级防艾政策执行网络，特别是从 7 个不同执行维度进行县区之间的比较分析。第三篇则是提炼和概括，第七章归纳总结云南省防艾政策网络的主要特点和存在的问题；第八章对社会治理背景下我国防艾政策网络的发展趋势提出一些推测和预判。结论部分对整个研究及结果进行总结、反思。

01

第一篇

云南省防艾实践中的政策网络形成与主要功能

第一章

云南省艾滋病疫情及防艾政策网络概况

一、云南省艾滋病疫情及防治基本情况

（一）云南省艾滋病疫情的发展历程

云南省地处我国西南边陲，紧邻毒品"金三角"地区，位于全球艾滋病流行速度上升最快的大湄公河次区域。云南边境与邻国无天然屏障，人员往来互市频繁，受到艾滋病和毒品双重危害。云南省艾滋病疫情严峻，是全国感染艾滋病累计数较多的省份之一。1986年1月3日，卫生部①下发文件《关于加强艾滋病疫情管理的通知》（〔86〕卫防字第1号），随即云南省于2月16日下发通知，要求各地、各医院根据卫生部通知做出具体安排，加强艾滋病管理（〔86〕云卫防字第44号）。云南省卫生防疫站于当年7月便建立了全省第一个艾滋病检测实验室。由此，标志着云南省防治艾滋病工作和事业的正式开始。

---

① 本书根据不同时间段，使用"卫生部""卫计委""卫健委"三个机构名称，均指同一机构。中华人民共和国卫生部，前身为1949年11月成立的中央人民政府卫生部。2013年3月，根据第十二届全国人民代表大会第一次会议审议的《国务院关于提请审议国务院机构改革和职能转变方案》议案，将卫生部的职责、国家人口和计划生育委员会（计生委）的计划生育管理和服务职责整合，组建中华人民共和国国家卫生和计划生育委员会，即卫计委，不再保留卫生部。2018年3月，根据全国人民代表大会提出的方案进行改革，将国家卫生和计划生育委员会的职责整合，组建中华人民共和国国家卫生健康委员会，即卫健委。

云南省 1987 年 6 月发现的首例艾滋病病毒感染者，是一名来华旅游的外籍人士。当时，云南省卫生防疫站采集患者静脉血送中国预防医学科学院病毒研究所艾滋病监测中心进行检测，确认艾滋病病毒抗体阳性。之后又从该患者血清中分离出我国第一株艾滋病病毒。①

1989 年 8 月，云南省首次发现本土艾滋病病毒感染者。云南省卫生防疫站在德宏傣族景颇族自治州（以下简称"德宏州"）瑞丽县（1992 年改为市）对 175 名静脉注射吸毒人员开展艾滋病检测，首次成批发现 79 例艾滋病病毒感染者，检出率达到 45.14%。随后，由卫生部组成的部、省、地、县联合调查组，在瑞丽现场进一步扩大检测 1000 余人，又从静脉注射吸毒人群中发现一批感染者。1990 年 2 月 5 日，卫生部以电话会议形式向外公布艾滋病疫情，发布《在云南西部吸毒人群中发现艾滋病病毒感染者 146 例》的新闻。这是云南省首次发现本土艾滋病病毒感染者，也是我国首次报告本土艾滋病病毒感染者。② 随后又在德宏州陇川县检测出 18 例艾滋病病毒感染者。

此后，云南省 16 个州市逐渐发现本地户籍的艾滋病病毒感染者。1990 年 5 月，临沧市报告首例本地户籍艾滋病病毒感染者，大理白族自治州（以下简称"大理州"）和昆明市随后也报告首例本地户籍艾滋病病毒感染者。1991 年，保山地区和思茅地区报告首例本地户籍艾滋病病毒感染者。1992 年，西双版纳傣族自治州（以下简称"西双版纳州"）报告首例本地户籍艾滋病病毒感染者。1995 年开始，云南省艾滋病疫情不再局限于云南省西部，而是逐步向云南省中部及其他地区蔓延。这一年，曲靖地区、玉溪地区、楚雄彝族自治州（以下简称"楚雄州"）、红河哈尼族彝族自治州（以下简称"红河州"）先后报告首例本地户籍艾滋病病毒感染者。1996 年，文山壮族

---

① 云南省防治艾滋病工作委员会. 云南省防治艾滋病工作大事纪实 [M]. 昆明：云南人民出版社，2015：25.

② 云南省防治艾滋病工作委员会. 云南省防治艾滋病工作大事纪实 [M]. 昆明：云南人民出版社，2015：27.

苗族自治州（以下简称"文山州"）报告首例本地户籍艾滋病病毒感染者。1997 年，迪庆藏族自治州（以下简称"迪庆州"）和昭通地区报告首例本地户籍艾滋病病毒感染者。1998 年，丽江地区报告首例本地户籍艾滋病病毒感染者。2002 年，怒江傈僳族自治州（以下简称"怒江州"）报告首例本地户籍艾滋病病毒感染者。至此，云南省 16 个州市均已发现本地户籍的艾滋病病毒感染者。2006 年 11 月，水富县报告首例本地户籍艾滋病病毒感染者，成为云南省最后一个报告本地户籍艾滋病病毒感染者的县级行政区。①

在艾滋病疫情发展过程中，艾滋病病毒传播途径和方式也不断发生着变化。血液曾经是最主要的感染途径。静脉注射吸毒，是 1989 年云南省首次发现本土艾滋病病毒感染者时的主要病毒传播途径，也是 20 世纪 90 年代云南省艾滋病病毒传播的最主要方式。很快，其他传播途径和方式出现：1990 年，德宏州瑞丽市疾控中心（疾病预防控制中心）报告了云南省首例经性途径感染艾滋病病毒的感染者；1995 年，德宏州陇川县疾控中心报告了云南省首例母婴传播艾滋病病毒感染者。

此外，艾滋病病毒传播对象即感染人群，也不断出现变化。1990 年，云南省第二劳教所在新收容劳教人员中首次发现 4 名感染者，这是全国劳教场所首次发现艾滋病病毒感染者。德宏州分别于 1991 年和 1992 年首次在性工作者中、孕产妇人群中发现艾滋病病毒感染者。1998 年，云南省首次在出国公务人员中发现艾滋病病毒感染者。1999 年，云南省首次报告同性传播艾滋病病毒感染者。

从 1989 年至今，云南省艾滋病疫情从高危人群逐渐向一般人群蔓延。目前，云南省累计现存活艾滋病感染者 11.17 万例。性传播为主要途径，男男同性传播有所增加，注射吸毒传播病例数持续下降，老年感染者逐年上升，

---

① 云南省防治艾滋病工作委员会. 云南省防治艾滋病工作大事纪实［M］. 昆明：云南人民出版社，2015：281.

外籍感染者逐年增多。①

　　虽然这一严峻态势因政府采取了积极有效的防治措施和大量艰辛的工作而出现一定程度的缓解，但艾滋病疫情及艾滋病病毒传播并未结束，防治艾滋病工作依旧任重道远。政府一直保持对艾滋病问题的高度关注，社会公众对艾滋病疫情的认知也不断提高。

（二）云南省艾滋病防治工作现状

　　一直以来，中共云南省委、省政府高度重视艾滋病防治工作。2019 年 1—10 月，云南省艾滋病检测人数达 1967.8 万人次，新检测发现感染者 8723 例，全年总体疫情继续保持平稳且略有下降趋势。具体来看，德宏、昆明、红河、大理、玉溪、保山、楚雄、迪庆、文山、丽江 10 个州市的艾滋病疫情得到基本控制，其中德宏州疫情出现下降拐点②；临沧、普洱、昭通、曲靖、西双版纳和怒江 6 个州市疫情尚未得到有效控制。

　　在多年的防艾工作中，云南省已经形成了政府领导、部门负责、全社会共同参与的防治工作格局，长效工作机制逐步健全完善，防治服务基本做到全面可及，社会参与度和认可度持续提高，全省防治艾滋病的成效不断显现，其中有不少工作成效明显。

　　为最大限度发现艾滋病病毒感染者，云南省建立了省—州—县—乡—村五级防治工作网络，快速检测点已 100% 覆盖全省乡镇，并向村级延伸，目前已有 1047 个村卫生室建成艾滋病快速检测点。③ 2019 年，全省防治艾滋病专业技术机构进一步健全完善，全省 100% 的乡镇卫生院、2805 个村和社区小组具备艾滋病快速检测能力，艾滋病咨询检测可及性和能力进一步加强，感染

---

① 保洁，黄冬生. 2019 年防治艾滋病媒体通报会 ［EB/OL］. （2019-11-29）［2023-3-16］. http：//ynswsjkw. yn. gov. cn/html/2020/xinwenfabu_0106/6796. html.

② 张晓莉. 全省艾滋病疫情呈略有下降趋势 ［N］. 昆明日报，2019-11-30.

③ 施铭. 云南省防治艾滋病工作情况发布会 ［EB/OL］. （2018-11-27）［2023-3-16］. ht-tps：//www. yndaily. com/html/2018/yaowenyunnan_1202/111858. html.

者有效管理率达 88.6%，单阳配偶艾滋病新发感染率下降 90%，女性高危人群新发感染率下降 75%。①

从干预角度，母婴阻断成效显著，2018 年母婴传播率已降至 2.24% 的较低水平，接近全球消除母婴传播标准（2%），各项工作指标处于全国领先水平。2019 年 1—10 月共为 861 名儿童提供预防母婴传播服务，阻断成功率达 97.9%。② 预计到 2020 年年末，全省将实现"消除艾滋病母婴传播"目标。③

从治疗角度，抗病毒治疗成效显著，截止到 2019 年 10 月，全省共有 247 个医疗机构独立开展艾滋病免费抗病毒治疗工作，包括监狱和强制戒毒系统的 33 个医疗机构，累计治疗 121550 人，正在治疗 96570 人，存活感染者抗病毒治疗比例为 83.7%，治疗有效率达 95.1%，治疗患者死亡率低于 2%。④

经注射吸毒传播得到有效控制。2018 年，全省 15 个州市的 78 个县（市、区）开设了 60 个美沙酮维持治疗门诊和 107 个拓展服药点，其中有 80 个门诊和拓展服药点实施了"同伴推动干预"（PDI）项目，有 14 个门诊共有 571 名患者获得美沙酮口服液外带治疗资格⑤，大大提高了治疗患者的依从性。全省 16 个州市 112 个县区 158 个清洁针具交换点开展了清洁针具交换工作。美沙酮维持治疗患者的艾滋病病毒新发感染率下降明显。2018 年 1—10 月新报告的感染者中，经吸毒传播占 4.2%，比 2017 年同期下降 1.1 个百分点。⑥

社会组织参与度提高。2012—2018 年，云南省累计投入专项经费 4823 万元，通过购买服务，支持覆盖全省 16 个州市 97 个县（区、市）的社会组织

---

① 张晓莉. 全省艾滋病疫情呈略有下降趋势［N］. 昆明日报，2019-11-30.
② 张晓莉. 全省艾滋病疫情呈略有下降趋势［N］. 昆明日报，2019-11-30.
③ 保洁，黄冬生. 2019 年防治艾滋病媒体通报会［EB/OL］.（2019-11-29）［2023-3-16］. http：//ynswsjkw. yn. gov. cn/html/2020/xinwenfabu_0106/6796. html.
④ 季征. 云南防艾工作取得新进展［N］. 云南日报，2019-12-01.
⑤ 张晓莉. 全省艾滋病疫情呈略有下降趋势［N］. 昆明日报，2019-11-30.
⑥ 施铭. 云南省防治艾滋病工作情况发布会［EB/OL］.（2018-11-27）［2023-3-16］. https：//www. yndaily. com/html/2018/yaowenyunnan_1202/111858. html.

开展 544 个项目，共覆盖目标人群达 17 万余人。①

尽管取得了一定的成绩，云南省防艾工作中仍存在部分地区和部门对防艾工作的困难性、长期性和艰巨性认识不足，工作发展不平衡，防治人员队伍不能满足工作需求等情况。云南省仍有近 15% 的感染者未被发现，针对重点人群的干预手段不足，发现晚、治疗晚的问题亟待解决②。艾滋病疫情仍旧是云南省政府高度重视的政策问题。

二、云南省防艾项目中形成的政策网络

（一）对云南省防艾政策网络的理论理解与分析

1. 西方政策网络理论对"政策网络"含义的研究观点

关于政策网络的定义，西方许多学者提出过各不相同的观点。1978 年，最早提出"政策网络"这个词语的彼得·卡赞斯坦认为③，政策网络是包含不同形式的利益调和与治理，是在政策制定过程中形成的国家与社会之间系统生物关系的政治整合性结构。有学者也将政策网络界定为"一个若干组织构成的联合体，这些组织因相互依赖的资源关系而联合在一起"④，其他各种政策网络定义包括"是一种政治治理的新形式，反映出变动的国家与社会关

---

① 施铭. 云南省防治艾滋病工作情况发布会［EB/OL］.（2018-11-27）［2023-3-16］. https：//www. yndaily. com/html/2018/yaowenyunnan_1202/111858. html.

② 保洁，黄冬生. 2019 年防治艾滋病媒体通报会［EB/OL］.（2019-11-29）［2023-3-16］. http：//ynswsjkw. yn. gov. cn/html/2020/xinwenfabu_0106/6796. html.

③ Katzenstein P J. Between Power and Plenty：Foreign Economic Policies of Advanced Industrial States［M］. Madison：University of Wisconsin Press，1978：9.

④ Benson J K. A framework for policy analysis［M］//Rogers D L, Whetten D. Interorganizational coordination：Theory research and implementation. Ames：Iowa State University Press，1982：165.

系"①，"特定政策领域内由公共部门、半公共部门和私营部门行动主体构成的网络"②，等等。

西方学者对"政策网络"含义理解的共同点是，都认为政策过程中行动主体存在着结构（关系），不同结构形成的政策网络影响着政策过程。他们认为，传统上公共问题或社会问题的解决，依赖于政府机构制定和推行的政策。面对当代各种公共问题或社会问题的复杂性，这样一种传统的旧范式已不再适用。政策网络可以成为分析复杂的政策过程的新视角，因为政策网络贯穿在政策的制定与执行过程中。

（1）政策制定中的政策网络

每个政策问题形成，都会导致"问题共同体"的出现。在政策制定活动中存在着各种大大小小的政策网络，某些具体政策的制定过程实则为政府机构与利益团体之间的互动，形成了关系或紧密或松散的各种结构形式。整合程度高、关系结构紧密、互动频繁的政策网络有利于具体政策的制定，而整合程度低、关系结构松散、互动性弱的政策网络则不利于相关政策的制定。同时，网络的有效管理，如在网络内能进行有效动员或者协调各个行动主体的组织资源，能够起到维持网络稳定的作用，并且对外界产生一定影响，从而最终影响政策制定。通过政策网络中各个行动主体之间互动和相互调适，能够影响彼此的基本价值观、信念、思想等，不仅能够建立相互信任，还能够促进对政策问题等共识的达成。③

① Marin B, Mayntz R. Introduction：Studying Policy Networks ［M］//Marin B, Mayntz R. Policy Networks：Empirical Evidence and Theoretical Considerations. Frankfurt：Campus Verlag, 1991：20.

② Kickert W J M, Koppenjan J F M. Managing complex networks ［M］. London：Sage, 1997：84.

③ 李玫. 西方政策网络理论研究 ［M］. 北京：人民出版社, 2013：170.

（2）政策执行中的政策网络

与传统政策执行"自上而下"的路径不同的是，以互动、博弈为特点的政策网络，反映出政策执行者面临的传统的单一中心的情形不复存在，他们现在所面对的是多中心的政策执行图景，因此，自上而下的强制执行变得越来越不可行或容易遭遇现实中的种种挫败。当然，政府依旧是政策过程中最具控制权力的行动主体，往往发挥着"引导"政策网络及其中行动主体的功能（尽管不是所有的政策网络都如此），以此来推动政策的具体执行。政府往往通过构建、调整和激活网络结构，并最大限度鼓励资源交换来增强政策的执行力。当网络中处于核心、主导地位的行动主体（如国家）尝试通过调整网络结构、吸纳新的有价值的行动主体进入政策过程，或是通过制度构建/制度创新来改变整个网络结构，以便推行政策时，这本身已反映出网络结构对政策执行的重要影响。①

当政策执行遇到障碍时，政策通常出现调适情况，即对政策的调整与变化。政策网络结构对政策调适仍旧有着重要影响。政策调适首先可能是由不同行动主体形成的倡导联盟（advocacy coalition）关系②的变化所引发的，即行动主体之间关系/网络结构的变化；其次是行动主体通过认知改变从而引发的信念的变化（包括利益、目标等），亦会推动政策的改变。网络结构所呈现出来的闭合状态，也往往影响政策的变化。如果网络结构较为封闭，新的行动主体很难进入网络，政策会存在比较明显的"渐进主义"特点。反之，如果网络结构相对开放，新的行动主体和新思想比较容易进入网络中，那么政策出现重大转变的可能性则增大。③

---

① 李玫. 西方政策网络理论研究［M］. 北京：人民出版社，2013：170.
② Sabatier P A. An Advocacy Coalition Framework of Policy Change and the Role of Policy-Oriented Learning［J］. Policy Sciences，1988，21（2-3）：156，158.
③ 李玫. 西方政策网络理论研究［M］. 北京：人民出版社，2013：171.

2. 对云南省"防艾政策网络"的含义阐释

艾滋病治理是我国社会治理的一个重要方面和任务。在我国，面对艾滋病问题的复杂性和紧迫性，传统上依赖于政府机构制定和推行政策的方式已不再适用。有研究者认为，社会组织参与防艾的兴起"是国家在改革开放背景下诉求有效的社会治理（governance）与全球化、民主参与政治理念扩张渗透之间的一种合谋"①。在强调政府作用的同时，应鼓励非营利组织、企业共同参与，形成以政府为主体的公私部门伙伴关系政策执行模式，以确保艾滋病防治取得胜利。② 无论是国外还是国内的艾滋病防治实践中，政府并非唯一的行动主体，往往依赖其他非政府行动主体，如社会组织，来制定和推行防艾政策。而这些非政府行动主体往往也需要相互依赖，通过彼此之间的资源交换，在各种类型的网络中与政府进行充分互动与合作，从而共同完成艾滋病治理的重任。

云南省是我国防治艾滋病示范区，在长期防艾实践工作中积累了丰富经验，并创新了一些干预措施和项目。云南省防艾政策网络得以形成和发展，正是受益于这些防艾措施和项目。这些防艾项目在实施过程中，除了各级政府部门和机构参与其中外，大量的社会组织、国际组织、草根组织、公民个人甚至一些私人企业也开始参与其中，开始形成云南省防艾领域的政策网络。反过来，云南省防艾政策网络具备的功能，也不断推动防艾项目持续发展。因此，云南省防艾政策网络具有一定的代表性，能够相对反映出我国艾滋病治理的现状。

基于对"政策网络"含义的理论观点以及云南省防艾工作实践情况，本研究把"防艾政策网络"界定为：由不同层级的政府行政部门、卫生医疗专

---

① 罗娟. 凉山地区的非政府组织：兼谈 NGO 本土化问题 [D]. 北京：中央民族大学，2008：35.
② 周向红. 公私部门伙伴关系与政策执行模式转变：以艾滋病防治政策为例 [J]. 理论探讨，2005（2）：93-97.

业机构、科研机构、社会组织、社区、市场组织、个人等行动主体构成的具有不同结构形式的共同体，共同参与防艾政策过程，通过不断调适防艾政策目标、采用多元政策工具、动员多种渠道资源，积极务实地应对艾滋病疫情及相关问题，以实现良好的防艾政策结果。

本研究主要从宏观防艾项目发展变化和防艾政策网络功能等视角进行整体性描述；从微观政策过程和政策过程行动主体等视角考察云南省防艾政策网络的发展与变化。与此前的研究相比，既有研究视角上的明显区别，又有研究内容上的密切联系。以下，对前期研究成果的一些主要内容，包括云南省在防艾项目实施过程中形成的防艾政策网络及结构类型等，进行简要回顾。这也是本研究继续分析云南省防艾政策网络演变的源头和基础。

3. 云南省防艾项目中的政策网络类型

政策网络结构图，是呈现网络类型的可视化方式，通过 UCINET 软件中的 Netdraw 模块进行绘制。政策网络结构图中，点代表从资料中识别出来的网络行动主体，行动主体用其机构名称的汉语拼音或英文首字母缩写来表示，比如，图 1-1 中"墨江县防治艾滋病工作委员会办公室"就可以用 MJFAWB 来表示；每条线段代表从资料中识别出来的每两个行动主体之间存在的某种关系（包括资金、技术支持、行政层级等）。点的形状和颜色代表行动主体的不同性质：方块代表政府行动主体，圆圈代表市场行动主体，三角形代表政府和市场之外的非政府行动主体。行动主体可以是组织、团体和个人。① 以下是 2008—2010 年云南省"第二轮防治艾滋病人民战争"中防艾项目呈现出来的三种类型的网络简介：

（1）集中型

集中型的政策网络图所反映的行动主体之间的关系，其特征为：一般只

---

① 李玫. 中国政策网络实证研究：基于云南省防治艾滋病政策实践的分析［M］. 北京：人民出版社，2017：60.

有1~2个核心行动主体，而其他行动主体除了与核心进行互动外，彼此之间很少存在关系，一般不发生主动的互动。这种类型的政策网络在很大程度上，也反映了层级制的特点，即上级或政府部门发出指令，下级部门或其他参与单位进行协助，但是下级部门或者参与单位之间很少进行主动的沟通、协调，且政策执行主要依赖于核心行动主体的行为或导向。① 比如，宣传教育类的防艾工作，一般呈现出集中型防艾政策网络的特点。以墨江县水电站工地流动人口预防性病艾滋病宣传教育为例（如图1-1）。

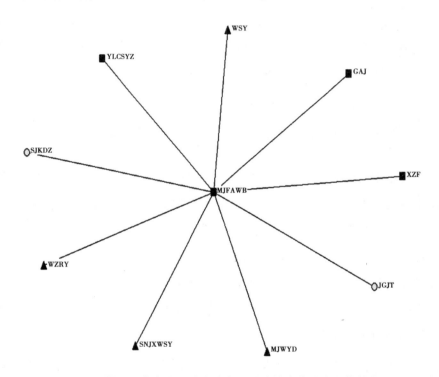

图1-1 墨江县水电站工地流动人口预防性病艾滋病宣传教育

---

① 李玫. 中国政策网络实证研究：基于云南省防治艾滋病政策实践的分析［M］. 北京：人民出版社，2017：65.

　　该政策网络结构图中，核心行动主体是墨江县防治艾滋病工作委员会办公室（MJFAWB），其他主要的政府参与行动主体为：方块代表的县政府（XZF）、公安局（GAJ）等，非政府的行动主体是三角形代表的泗南江乡卫生院（SNJXWSY）、项目外展人员（WZRY）、墨江文艺队（MJWYD）、其他卫生院（WSY）等。此外，这个政策网络图中还有企业行动主体，即圆圈代表的省建工集团（JGJT）、三江口电站（SJKDZ）。

　　墨江县防治艾滋病工作委员会办公室处于中心地位，其他行动主体配合其执行防艾宣传项目。网络结构图也显示了防艾教育宣传项目中政府部门主导，本地民间组织、水电站项目建设相关企业等积极参与配合政府项目的特点。① 这个政策网络结构图呈现高度垄断的特点，只存在一个核心行动主体（通常是项目的实施机构）与其他相关机构进行互动，而其他机构之间则很少展开主动联系。

　　（2）多中心型

　　与集中型政策网络结构图不同的是，多中心型政策网络图所反映出来的行动主体之间的关系，其特征为：突破了层级制的传统方式来开展防治艾滋病项目，通常具有多个核心或重要的行动主体，它们彼此之间存在各种关系，进行经常性的互动，并且带动其他网络行动主体进行联系和交往，从而呈现出比较复杂的互动关系。防艾工作的完成更多依赖众多参与行动主体之间的协商合作而非层级制下的行政命令。另外，虽然有几个重点行动主体，但网络结构图中很难发现它们可以完全主导网络，控制沟通和交流。② 图1-2是大理州以家庭为基础、社区为依托、医疗机构为专业指导的艾滋病抗病毒治疗模式的政策网络结构图。

---

① 李玖. 中国政策网络实证研究：基于云南省防治艾滋病政策实践的分析［M］. 北京：人民出版社，2017：62.
② 李玖. 中国政策网络实证研究：基于云南省防治艾滋病政策实践的分析［M］. 北京：人民出版社，2017：66.

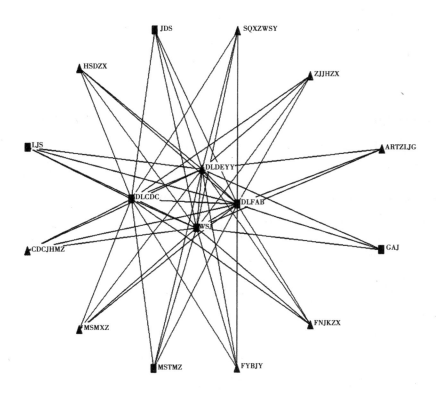

图1-2 大理州以家庭为基础、社区为依托、医疗机构为专业指导的
艾滋病抗病毒治疗模式

该政策网络结构图中，主要的政府行动主体为图中方块代表的大理州防治艾滋病工作委员会办公室（DLFAB）、大理州卫生局（WSJ）、大理州疾控中心（DLCDC）、公安局（GAJ）、劳教所（LJS）、美沙酮门诊（MSTMZ）。非政府的行动主体是三角形代表的抗病毒治疗定点医院（DLDEYY）、妇幼保健院（FYBJY）、各级医疗机构、妇女健康中心（FNJKZX）、CDC结核门诊（CDCJHMZ）、针具交换中心（ZJJHZX）、MSM小组（MSMXZ）、戒毒所、ART治疗机构（ARTZLJG）、红丝带中心（HSDZX）、社区乡镇卫生院（SQXZWSY）等。在项目过程中，网络行动主体之间存在比较频繁的相互交流，整个网络结构图呈现较为复杂的关系和互动。①

（3）分散型

分散型政策网络图所反映出来的行动主体之间的关系，其特征为：网络行动主体相当离散，以至于很难辨别哪些行动主体更为重要或核心一些。项目开展过程中，行动主体之间存在联系，彼此也发生互动，对执行过程也都产生影响，但没有确定的具有权威性或威权性的单个或多个行动主体，网络结构呈现比较松散的特点。与多中心型政策网络不同的是，多中心型网络还能发现一些相对更为重要的重点行动主体，而在分散型网络中根本分不出谁更重要。② 以建水县男性同性性行为人群艾滋病防治干预为例（如图1-3）。

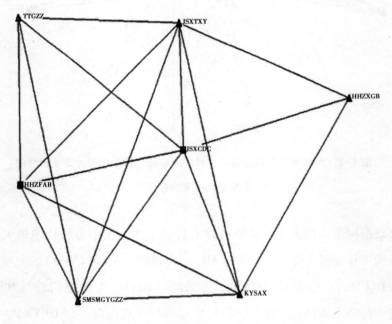

图1-3 建水县男性同性性行为人群艾滋病防治干预

① 李玫. 中国政策网络实证研究：基于云南省防治艾滋病政策实践的分析［M］. 北京：人民出版社，2017：72.
② 李玫. 中国政策网络实证研究：基于云南省防治艾滋病政策实践的分析［M］. 北京：人民出版社，2017：74.

该政策网络结构图中，主要的政府行动主体为图中方块代表的建水县疾控中心（JSXCDC）、红河州防艾办（HHZFAB）。非政府的行动主体是三角形代表的红河州 CDC 全球基金项目艾项管办（HHZXGB）、蒙自红河同天工作组（TTGZZ）、开远市艾协（KYSAX）、省男男同性恋人群干预技术工作组（SMSMGYGZZ）、建水县同心缘工作室（JSXTXY）等。项目的实施机构是县疾控中心与同心缘工作室。虽然这个政策网络结构图看起来与多中心的政策网络结构图很相似，但是与多中心不同，这个分散型结构图几乎没有中心，或都是中心，即行动主体及其互动呈现较为离散的状态。①

4. 西方政策网络理论视角下的云南防艾政策网络类型

洛德·罗茨在政策网络研究发展史上做出了里程碑式的贡献。罗茨认为，政策制定可以理解为在交换关系基础上的关系"博弈"，"博弈"参与者操纵各自所掌握的资源分配权，力图使自己对政策结果的影响力达到最大，从而能够掌控自己的利益得失。这些资源既包括宪法、法律所赋予的资源，又包括组织、财政和信息等资源。② 政策网络能够反映具有各种利益诉求的行动主体之间所形成的关系模型。罗茨提出从高度聚合的政策社区到松散组合的议题网络的五种网络类型，把网络类型看作是一个连续体，一端是政策社区，另一端是议题网络，专业网络、政府间网络和生产者网络则位于中间（如表1-1）。

---

① 李玫. 中国政策网络实证研究：基于云南省防治艾滋病政策实践的分析［M］. 北京：人民出版社，2017：73.

② 李玫. 西方政策网络理论研究［M］. 北京：人民出版社，2013：70.

表1-1　罗茨模型

网络类型	网络特征
政策社区/领域社区（Policy community/Territorial community）	稳定性，高度限制的成员资格，纵向相互依赖关系，有限的横向联系
专业网络（Professional network）	稳定性，高度限制的成员资格，纵向相互依赖关系，有限的横向联系，服务于专业人士利益
政府间网络（Intergovernmental network）	有限的成员资格，有限的纵向相互依赖关系，广泛的横向联系
生产者网络（Producer network）	变动的成员资格，有限的纵向相互依赖关系，服务于生产者利益
议题网络（Issue network）	成员众多且不稳定，有限的纵向相互依赖关系

资料来源：R A W Rhodes, David Marsh. Policy Networks in British Government ［M］. Oxford：Clarendon Press, 1992：14.

以"罗茨模型"来分析云南省防艾政策领域的行动主体关系类型，主要存在政策社区、政府间网络和专业网络三种类型的政策网络。①

（1）政策社区

以政府部门为主导的防艾政策网络，具有政策社区（Policy community）的特征。这种政策网络体现比较鲜明的层级制特点，由政府部门主导、控制项目执行，其他参与行动主体的作用一般是配合、支持，而且通常这些行动主体都是由实施单位即核心行动主体，以正式文件的方式要求参与政策执行，行政色彩较浓。②

① 李玫. 中国政策网络实证研究：基于云南省防治艾滋病政策实践的分析［M］. 北京：人民出版社，2017：80.

② 李玫. 中国政策网络实证研究：基于云南省防治艾滋病政策实践的分析［M］. 北京：人民出版社，2017：81.

云南成立了防治艾滋病专门单位——原卫生厅下设防治艾滋病局，负责云南省防艾工作的总体安排和协调。这一机构在以政府部门为主的防艾政策网络中扮演着重要角色，处于这一类型政策网络的中心位置，与其他涉及的行动主体单位进行大量信息、资源等传递、交换工作。这一类型的防艾政策网络，成员资格受到严格限制，非政府行动主体很难或者仅能有限地加入或参与网络行动，成员之间关系较为稳定，呈现明显的层级制特点。①

（2）专业网络

以社会组织为核心的政策网络，比较类似于"罗茨模型"中的专业网络（Professional network）。无论项目实施单位是政府部门还是非政府部门，在实际政策执行过程中，都呈现出社会组织活跃的身影，甚至成为这些网络中重要的行动主体。这些网络以项目专业性为出发点得以构建，因此社会组织在政策网络中的作用和重要性是不言而喻的。

通常，这些社会组织行动主体与各类捐赠方或各自上级组织存在稳定的垂直依赖关系，表现为省级项目办公室与具体项目开展点机构之间存在层级制关系。同时也必须重视与政府部门行动主体的水平协调合作，譬如，在云南省防治艾滋病局内设有国际交流合作处，专门负责在滇国际合作或国际组织项目的协调事宜；综合处负责非国际性的其他合作项目协调事宜。这体现了专业网络中的纵向依赖关系。②

根据其防艾项目的目标和特点，社会组织行动主体还需与其他如妇联、疾控中心、红十字会、医院、学校、草根组织等各类正式、非正式组织进行合作，因而涉及一定的横向合作。这种水平整合并未表现明确的广泛性，因为这一类防艾政策网络通常表现为某一个或几个非营利组织占据网络重要位

---

① 李玫. 中国政策网络实证研究：基于云南省防治艾滋病政策实践的分析［M］. 北京：人民出版社，2017：82.

② 李玫. 中国政策网络实证研究：基于云南省防治艾滋病政策实践的分析［M］. 北京：人民出版社，2017：82.

置，但其他行动主体之间的水平整合程度较低，多数情况下各自开展各自项目，很少进行项目上的沟通与合作。在这个意义上，社会组织为核心的政策网络的社会动员及水平整合程度并不如以政府部门为核心的政府间网络那样具有一定的开放性，这一点与人们通常对第三部门组织活动方式与能力的看法，存在不同。①

（3）政府间网络

政府部门为核心的政策网络并非全部呈现政策社区特征，有时更类似于"罗茨模型"提出的政府间网络（Intergovernmental network）类型。这种类型的政策网络能够在艾滋病防治政策众多具体领域中发现，比如，咨询与检测、预防与干预、救治与关爱、综合干预。这也说明，一个具有有限成员资格、有限纵向相互依赖关系以及广泛横向联系的政策网络，比较适用于防艾政策很多方面，也证明了艾滋病防治应该成为全社会共同参与的一个公共政策领域。②

以前述的云南省全球基金艾滋病项目为例，虽然云南省防治艾滋病局为领导主体、云南省疾控中心为执行主体，但所形成的政策网络却牵涉大量社会组织和非政府机构，包括国际组织、学术机构、企业乃至受益人群体等，更多呈现出政府间网络特点，即有限的垂直依赖关系和广泛的水平整合。该项目涉及云南省 16 个州市 129 个县，全省共有 158 个社会组织（包括草根组织、社区小组等）参与项目工作，是各级疾控中心完成感染者关怀支持服务的重要补充。这一类型政策网络需整合不同力量，特别是社会力量，才能实现政策目标，为目标人群提供和扩大艾滋病预防、治疗和关怀服务。针对边缘群体的工作，政府的行政指令并不是最有效的方式，因此网络关系的垂直

① 李玫. 中国政策网络实证研究：基于云南省防治艾滋病政策实践的分析 [M]. 北京：人民出版社，2017：82.

② 李玫. 中国政策网络实证研究：基于云南省防治艾滋病政策实践的分析 [M]. 北京：人民出版社，2017：82.

依赖程度是有限的。虽在政策、资金支持方面，垂直依赖关系的重要性不言而喻，但在具体政策执行及政策目标实现方面，更必要的是水平层面的参与、协调与合作。具有这些特征的政策网络，能促使地方政府在执行上级指令的同时，更加重视横向合作，特别是与地方社会组织的合作，从而既实现上级政策目标，又促进地方利益。①

此外，虽然云南省已出现企业家或企业、商业组织参与的防艾项目，但研究并未发现由市场行动主体为核心的政策网络。这一类行动主体虽已出现在以政府或社会组织为核心的政策网络中，但力量较为薄弱，目标和价值观不如政府或社会组织行动主体那样明确。当然，艾滋病防治本身属于公共事务管理，涉及公共产品供给问题，企业也许涉及其中，甚至以社会企业的身份参与防治艾滋病政策过程，但毕竟企业性质和目标追求与公共组织存在根本不同，因此这一类行动主体先天注定不能成为政策网络的主流。②

三、云南省防艾政策网络中的政府、社会与市场

《中国预防与控制艾滋病中长期规划（1998—2010 年）》中指出，要建立政府领导、多部门合作和全社会参与的性病艾滋病预防和控制体系。云南省防艾工作中形成的多元主体网络，不仅及时回应了中央决策的远见卓识，还有效应对了云南省艾滋病治理的现实需求，同时也是政策网络理论的实践验证。政策网络理论认为，政策过程中存在多个行动主体，政府组织不是唯一的核心，甚至不是核心，而只是其中的行动主体之一。不同行动主体在管理活动中担任不同的角色。③

---

① 李玫. 中国政策网络实证研究：基于云南省防治艾滋病政策实践的分析［M］. 北京：人民出版社，2017：83.
② 李玫. 中国政策网络实证研究：基于云南省防治艾滋病政策实践的分析［M］. 北京：人民出版社，2017：84.
③ 李玫. 西方政策网络理论研究［M］. 北京：人民出版社，2013：167.

在云南省防艾政策网络中，政府、社会、市场三大领域的行动主体，各自发挥了不同的功能和作用。

（一）政府

主要包括中央、省、地方三个层级的政府。这里，"政府"通常指的是最广义的政府，包含党委和行政机关等；在涉及财政资金等方面时，"政府"也指以行政组织为主体的狭义的政府。

1. 中央政府

我国中央政府为应对艾滋病疫情危机，做出慎重的政治承诺，制订了艾滋病预防与控制的战略规划，加强防治艾滋病的战略管理，充分调动和组织各类人财物社会资源，以遏制艾滋病的流行和最大限度地降低艾滋病带来的危害。[①]

在云南省防艾政策网络中，中央政府是一个不可取代的强有力的间接行动主体。其首要功能是在国家层面整合各种思想、认识，协调各个行动主体之间的互动和调适，影响它们的基本价值观和信念等，形成相互信任、相互协作的态度，从而促进对政策问题的共识达成，最终出台相对统一的宏观政策。[②] 在政策纵向体系中，只有中央政府出台基本政策，云南省才能够在省级层面制定防艾的具体政策。

中央政府另一重要功能，是为云南省防艾政策网络的运行提供重要和必要的资金保障。在第二轮防艾人民战争（2008—2010）中，中央财政转移支付的专项资金占云南省防治专项资金的 51.37%[③]，是防艾人民战争最主要的

---

① 李玫. 中国政策网络实证研究：基于云南省防治艾滋病政策实践的分析［M］. 北京：人民出版社，2017：87.

② 李玫. 中国政策网络实证研究：基于云南省防治艾滋病政策实践的分析［M］. 北京：人民出版社，2017：87.

③ 云南省防治艾滋病局. 云南省第二轮防治艾滋病人民战争评估报告［R］. 昆明：云南省防治艾滋病工作委员会，2011：14.

资金来源。从 2008 年到 2013 年，中央财政对云南省防艾专项资金的拨付基本保证逐年增长，有效保证了云南省防艾人民战争的大力展开。①

2. 省级政府

在云南省防艾政策网络中，云南省政府作为最大的责任主体，亦是最重要的行动主体，发挥着"承上启下"的作用，既要作为地方政府向中央政府负责，又要作为中央与省级以下政府之间的关键连结点，对下级政府及全省人民负责。②

云南省政府在防艾政策网络中，首要功能是落实执行中央政府的大政方针，即把宏观政策思想进一步转化为具体政策，并加以实施。③ 云南省防艾工作中，制定了一系列法律法规及政策，建立了防艾组织机构和工作机制等，体现了省级政府的政策制定和执行功能。

在中央政府财政支持外，云南省政府也不断加大对防艾政策领域的投入。2008 年省级财政防艾专项资金为 3000 万元，到 2010 年增加到 5000 万元。2011 年又增加到 6000 万元，2013 年为 7800 万元。从 2008 年至 2013 年，增幅达到 160%④，说明了省级政府从政策制定角度对政府职能履行的重视程度。

云南省政府在防艾政策网络中发挥着"掌舵"功能，即对全省防艾形势进行准确判断及战略制定。除了以防艾人民战争方式抗击艾滋病疫情流行、制订艾滋病防治实施方案等战略计划外，省级政府还必须确定各个防艾阶段

---

① 李玫. 中国政策网络实证研究：基于云南省防治艾滋病政策实践的分析［M］. 北京：人民出版社，2017：87.

② 李玫. 中国政策网络实证研究：基于云南省防治艾滋病政策实践的分析［M］. 北京：人民出版社，2017：87.

③ 李玫. 中国政策网络实证研究：基于云南省防治艾滋病政策实践的分析［M］. 北京：人民出版社，2017：87.

④ 李玫. 中国政策网络实证研究：基于云南省防治艾滋病政策实践的分析［M］. 北京：人民出版社，2017：88.

的重点领域和工作，即防艾的具体领域和项目重点。比如，疫苗研制和抗病毒治疗等。①

　　云南省政府还在防艾政策网络中发挥着资源协调的重要功能。不仅要与中央政府部门协调资源的可及性，还要积极争取国际合作的资源支持。合理组织、协调及充分利用与艾滋病有关的一切社会公共资源，建立和完善预防控制艾滋病的公共信息资源库，体现政府在应对艾滋病危机时的重要公共管理职责。② 比如，云南省政府第三轮防艾人民战争（2005—2015）期间执行了诸多国际合作项目，如全球基金艾滋病项目、联合国儿童基金会项目等，扮演了向国际社会争取、协调资源的关键角色。

　　3. 省级以下地方政府

　　在省级以下各级地方政府，尤其是州市和县区两级，已经形成以各级地方政府防治艾滋病委员会为核心，以防艾办、疾控中心、医疗机构为基础，以公安、民政、科技、宣传、文化、教育以及红十字会、妇联、共青团等几十家部门为配合，来具体负责落实和执行上级防艾政策的防艾体系。主要功能包括组织、协调等政策执行功能。

　　此外，云南省各级地方政府财政也在中央财政、省财政的支持基础上，力所能及地增加防艾经费投入。

　　（二）社会

　　1. 社会组织

　　云南省防艾政策网络，多年来形成了相当数量的不以营利为目的、从事公益性或志愿性活动的非政府的社会组织。其中有在本地民政部门正式注册的社会组织和合法性缺失的草根组织两大类。

---

　　① 李玖. 中国政策网络实证研究：基于云南省防治艾滋病政策实践的分析［M］. 北京：人民出版社，2017：90.
　　② 李玖. 中国政策网络实证研究：基于云南省防治艾滋病政策实践的分析［M］. 北京：人民出版社，2017：90.

访谈中，对云南省社会组织参与防艾情况比较熟悉和了解的云南省艾协（性病艾滋病防治协会），把云南省防艾社会组织归为三类：第一类是带有官方色彩的社会组织，这类社会组织曾经隶属于政府，但随着我国"政社分开"的改革，已经从政府或事业单位分离出来，其业务主管部门仍为政府机关或事业单位。通常这一类社会组织具有健全的组织机构和规章制度，资金和人力资源方面都会得到政府支持。云南省艾协即是作为防艾社会组织的"领头羊"，得到云南省卫生计生委防治艾滋病局的许多支持。第二类是成熟型的社会组织，这类组织在民政部门已经进行了登记注册，属于具有法人地位的正式社会组织。这类组织一般队伍稳定，人员素质高、能力强，政策上靠引领，业务上靠项目，能够用实力去竞争，承担着云南省防艾工作中需要社会组织深入基层、提供日常服务的大量工作。第三类是自发形成参与艾滋病防治的社会组织，这类组织占比最大，人数最多，处于起步阶段，因为种种原因至今没有在民政部门登记注册。它们通常采取挂靠方式，在疾控中心或者一些与医学、公共卫生相关的协会、学会下开展工作，组织能力较差，组织长期生存发展较为艰难，需要多方力量大力培育。

无论哪一种类型的社会组织，在云南省防艾政策网络中都发挥了弥补"政府失灵"和"市场失灵"的功能。云南省艾滋病疫情的早期主要传播途径是吸毒人员共用不洁针具进行静脉注射，政府没有办法、市场没有动力去接近这些人群、阻断这个病毒传播途径。社会组织恰好能够发挥其独特性，通过曾经吸毒但已戒断的所谓"同伴教育者"，来接近这些人群，获得他们的信任，从而开展在世界范围内已被证实有效的干预措施——清洁针具交换项目，降低吸毒人群中因共用不洁针具引起的艾滋病病毒传染的可能性。

社会组织在云南省防艾政策网络中还具有倡导功能。社会组织与政府、市场相比，是最接近社会和基层的，最能够感受和识别出现实中、社区生活中的"风吹草动"，既有"妖魔鬼怪"，又有"藏龙卧虎"，因此往往能够发现重大问题，在艾滋病防治中也是如此。不仅如此，因其离问题最近，往往还能够提出最有效的办法。在艾滋病防治中一旦发挥好社会组织的作用，就能够通过它们进行积极有效的思想、行为的倡导和转变，并能够为决策者提供有创设性的意见和建议。

由于我国对社会组织登记注册的门槛依旧较高，能够在民政部门办理正式登记注册手续、获得合法性身份和法人地位的防艾社会组织依旧不多。一项针对云南省 284 家防艾社会组织的调查发现①，已完成民政注册的社会组织共有 64 家（占 22.54%），其中 13 家（占 4.58%）是民办非营利性企业，其余 193 家（占 67.96%）尚未注册但有挂靠单位。更多的是合法性缺失的草根组织，它们因为无法找到政府部门或事业单位作为业务主管单位，而无法到民政部门登记注册，获得合法地位。

草根组织在云南省防艾政策网络中，一方面可以使政府工作人员从繁杂的具体事务中解脱出来，有时间和精力去做政策制定、利益协调等宏观层面上的事情；另一方面又可以充分利用草根组织的工作灵活性，寻找并深入目标人群，提高目标人群对艾滋病防治工作的参与程度。这不仅可以降低政策执行的难度，还能使其投入的人员和经费得到更高的回报，提升艾滋病防治工作的总体效率和质量。②

2. 社会公众

社会公众在云南省防艾政策网络中的角色主要有两种：一是政策执行的客体，二是担任志愿者。志愿者来源相对有限，除了在校学生参与一些宣传和培训工作之外，更多的主要是艾滋病感染者和患者，这与防艾工作的敏感性和特殊性有很大关系。

---

① 张丽琼，张琼，李抒，等. 参与云南省防治艾滋病政府购买社会服务项目的社会组织工作情况 [J]. 中国艾滋病性病，2019，25（4）：403.

② 李玫. 中国政策网络实证研究：基于云南省防治艾滋病政策实践的分析 [M]. 北京：人民出版社，2017：100.

（三）市场

在云南省防艾政策网络中，还有少数作为行动主体的企业组织。这些企业虽然数量不多，参与防艾领域的活动有限，主要以资金、物资支持等形式参与，但是企业以其独特的方式发挥着重要的功能，其作用也是政府组织和非营利组织不可比拟的。

特别是社会营销用于防艾领域，取得了很好的效果。社会营销是指运用商业营销技术达到社会性目的。比如，安全套社会营销，即是通过运用传统的商业营销技术，使低收入群体可以获得所需的安全套，同时鼓励他们采取安全和健康的行为。同时，通过安全套社会营销项目，产品的知名度提高、市场份额增加，反过来促进了营利性销售，企业可谓名利双收。①

总之，云南省防艾政策网络中存在政府、社会、市场的多元行动主体，它们扮演不同角色，相互补充、配合，不断调适、互动；只有各类行动主体充分发挥各自独特的功能和作用，矛盾和问题才能够通过行动主体间及时、有效的协调得以解决，政策网络才能有效执行防艾政策。

以上，是对云南省防艾政策网络及前期研究成果的历史回顾。在政府部门、专业机构、社会组织和社区等组织和机构共同构成的防艾政策网络中，已形成相对明确的职能和分工。以防艾办为主的政府部门是政策和资金的输入主体，疾控中心、医疗机构提供技术支持、治疗关怀，社会组织从事干预和治疗关怀的具体工作，公安、共青团、工会、妇联、民政、教育等多部门进行参与配合与协调工作。

云南省防艾政策网络得以形成和发展，得益于云南省在 20 世纪 90 年代就开始的国际支持下的多个防艾项目及其实施过程。正是在项目实施互动的过程中，促使各类多元行动主体进行多方面交流和配合，构建起水平型和垂

---

① 李玫. 中国政策网络实证研究：基于云南省防治艾滋病政策实践的分析［M］. 北京：人民出版社，2017：103.

直型社会资本以更好地适应艾滋病防治的需求和项目实施要求，最终逐渐形成防艾政策网络。因此，对云南省防艾项目的发展历程进行回顾，是理解防艾政策网络演变背景和发展动力的必要基础。下一章将梳理分析 1986 年以来云南省防艾项目的发展历程，从而帮助更好厘清防艾项目在 2010 年前后的变化与 2012 年云南省采取政府购买防艾服务的社会治理创新举措的逻辑关联。

第二章

云南省防艾项目发展历程与社会治理创新

　　自 1989 年云南省首次发现本土艾滋病病毒感染者至 20 世纪 90 年代后期，云南省艾滋病疫情进入十分严峻的时期，感染人群也迅速蔓延至全省各地，中央及云南省政府不断采取相应措施，积极应对云南乃至中国面临的这一新威胁。

　　中国艾滋病疫情也得到了国际社会的关注，国际社会通过国际合作等方式对中国防艾工作给予了大力支持。作为重灾区的云南省，因此也成了受益者。在国内外双重资金的支持下，云南省积极开展各种类型的防治项目，并在设计实施过程中，逐渐形成政策网络并不断更新、完善，网络中新的行动主体不断成立、出现且变得多元，这使得防艾政策网络的结构和互动更加丰富、活跃和有效。因此，对云南省防艾项目的发展历程进行梳理，能够更清楚地厘清云南省防艾政策网络的发展与变化，同时也可以帮助更好地理解云南省为什么在 2012 年开始采取政府向社会组织购买防艾服务这一重要的社会治理创新举措。

　　根据云南省艾滋病疫情变化和防艾工作推进情况，2004 年和 2012 年是两个重要的时间节点：2004 年出台"六工程一办法"文件，标志着云南省防艾工作进入一个大发展时期；2012 年云南省开始探索防艾领域的社会治理创新，尝试由政府向社会组织购买防艾服务。以这两个时间为节点进行阶段划分，运用内容分析法，通过对政策文件、官网信息、防艾出版物包括《云南省防治艾滋病工作大事纪实》等进行文本分析，来厘清云南省防艾项目的发展历程。

一、2012 年以前国际、境外支持下云南省防艾项目的发展与变化

多年来，西方发达国家及国际组织向中国提供了总计 1161 亿美元的资金。[①] 世界卫生组织于 1990 年帮助云南省初步建立了艾滋病监测体系，成为云南省在防艾领域的第一次国际合作。[②] 中英项目、中澳项目等，是基于中国和外国政府之间的合作协议而设立的长期项目。云南省获得的最大的防艾项目之一是 2000 年的中英性病艾滋病防治合作项目，涉及资金约为 6000 万元。自 1995 年以来，中澳项目、中美项目、中德项目、儿童基金会项目等，总计获得国际援助资金达到约 1.2 亿元。[③]

（一）1986—2003 年

1. 联合国儿童基金会支持的防艾项目

1996 年，云南省政府与联合国儿童基金会签署合作开展 HIV/AIDS 预防控制与关怀项目，明确了联合国儿童基金会与云南省政府的职责、合作目标及范围、合作期限、发展目标、目标人群、项目执行的合作者等。5 月开始，各项目地区进行联合国儿童基金会/云南省 HIV/AIDS 预防控制与关怀项目启动前动员及准备会议。6 月 12 日，联合国儿童基金会/云南省 HIV/AIDS 预防

① 中国发展简报. 国际撤资云南政府预扶助民间防艾组织过寒冬 [EB/OL]. (2012-12-07) [2023-3-16]. https：//hope. huanqiu. com/article/9CaKrnJy4UD.

② 张丽琼，张琼，李抒，等. 参与云南省防治艾滋病政府购买社会服务项目的社会组织工作情况 [J]. 中国艾滋病性病，2019，25 (4)：402.

③ 中国发展简报. 国际撤资云南政府预扶助民间防艾组织过寒冬 [EB/OL]. (2012-12-07) [2023-3-16]. https：//hope. huanqiu. com/article/9CaKrnJy4UD.

控制与关怀项目启动实施动员工作会在昆明召开，联合国儿童基金会、联合国艾滋病规划署，云南省艾滋病防治领导小组、省卫生厅、省计生委、省外办、项目州市、非政府组织等 65 名有关人员参加了会议。

联合国儿童基金会/云南省 HIV/AIDS 预防控制与关怀项目是湄公河地区 HIV/AIDS 控制项目的一部分，其目标是：进一步促进云南省艾滋病预防控制体系建设和管理科学化、规范化的进程，巩固、培养、提高云南省艾滋病预防控制队伍的素质和能力，努力探索具有普遍指导意义又有典型经验的艾滋病预防控制模式，提高和扩大云南省艾滋病预防控制成果。湄公河项目是由荷兰政府资助，联合国儿童基金会与湄公河区域六国共同合作的国际艾滋病预防控制及关怀项目。

6 月 24 日，联合国儿童基金会/云南省 HIV/AIDS 预防控制与关怀项目在云南省 4 个州市、5 个县区启动并开始实施。云南省艾滋病防治领导小组办公室与联合国儿童基金代表团就项目计划、资助资金、装备及财务管理等问题进行会谈，云南省政府领导会见代表团成员。

1998 年，云南省艾滋病防治领导小组办公室向湄公河地区 HIV/AIDS 控制项目中期评审工作组汇报了联合国儿童基金会/云南省 HIV/AIDS 预防控制与关怀项目启动以来的工作进展情况。

2. 英国国际发展署支持的防艾项目

一是云南省中英性病艾滋病防治合作项目。根据中国政府与英国政府签署的合作项目备忘录，在云南省和四川省合作开展中英性病艾滋病防治合作项目，旨在为云南和四川两省的高危和脆弱人群建立可推广的艾滋病预防、治疗和关怀模式。2000 年 9 月，云南省中英项目办召开项目第一年年度工作计划制定会；11 月，在昆明召开云南省中英项目启动会，标志着该项目正式启动实施。

二是中英性病艾滋病防治合作项目国家项目办第一期三项基金项目。

2001 年，云南省 38 个项目经过招标，获得项目支持，项目活动总经费为 627 万元，占全国总经费的 39.1%。第一期基金项目通过一年的实施，极大地调动了多部门参与项目的积极性和主动性，运用多种途径对高危人群和脆弱人群进行了宣传、培训、干预和关怀，取得较好成效。

三是云南省少、边、贫地区辍学女青年 HIV/AIDS 预防教育培训项目。2001 年云南妇女儿童发展中心在其支持下实施该项目。

3. 澳大利亚国际发展署支持的防艾项目

2002 年 7 月，云南省中澳艾滋病亚洲区域合作一期项目在昆明正式启动实施。该项目是澳大利亚政府通过澳大利亚国际发展署援助，与中国、缅甸、越南政府合作实施的为期六年的发展项目，旨在通过区域行动加强受援助国家的能力，采取更为有效且以事实为依据的方法来制订政策计划，减低与注射吸毒相关的艾滋病传播危害。项目在中国的活动区域包括云南省和广西壮族自治区。

4. 其他国际、境外机构支持的防艾项目

（1）联合国亚洲及太平洋经济社会委员会（UNESCAP）

1991 年，在其支持下，昆明市药物依赖治疗康复研究中心（云南省药物依赖防治研究所前身）、云南省卫生防疫站在云南省瑞丽县中缅边境地区选择了 8 个村寨（中方 4 个、缅方 4 个）试点开展了"以社区为基础的药物滥用和艾滋病预防项目"，在中国率先实施了社区药物滥用和艾滋病预防工作。

（2）联合国亚太经社理事会、联合国禁毒署、中国卫生部和国家禁毒委员会

1993—1998 年，云南省药物依赖防治研究所先后在这些国际国内机构的支持下，与云南省禁毒委员会合作，在云南省德宏州、保山市、大理市、楚雄州、昆明市等地开展"以社区为基础减少毒品需求和艾滋病预防项目""国家社区禁毒战略项目"和"东亚山区减少非法使用毒品项目"等，探索以社

区为基础进行的政策倡导，开展健康教育和行为干预，开展社区康复和善后照顾，提高社区居民参与社区事务和禁毒防艾工作的能力，建立健康社区、促进社区经济发展等一系列的有效策略和方法，积累丰富的社区项目运作经验。还与联合国亚太经社理事会（联合国亚洲及太平洋经济社会理事会）和联合国禁毒署逐步扩大了农村社区和城市社区减少毒品需求及艾滋病预防的合作。

在此之前，1992 年云南省公安厅禁毒局已经开始与联合国亚太经社理事会合作，在瑞丽市中缅边境开展"跨边境的以社区为基础减少毒品需求和预防艾滋病项目"。1995 年，双方继续合作开展以社区为基础减少毒品需求和艾滋病预防国家级项目。

（3）英国救助儿童会

1996 年，云南省教委（教育委员会）在其支持下开展"中学生预防艾滋病同伴教育"试点项目。

（4）世界银行

1997 年，在世界银行支持下，云南省卫生防疫站与中国预防医学科学院合作，在全国率先开展娱乐场所高危人群行为干预试点。试点经验为云南省性工作者行为干预提供了借鉴。

（5）世界艾滋病基金会

1997 年，在其支持下，云南省卫生防疫站与中国预防医学科学院合作，在陇川县卫生防疫站门诊开展清洁针具交换探索试点。截至 2013 年，云南省清洁针具交换点已扩展至 143 个。

（6）联合国教科文组织亚太区域办公室

1999 年 7 月，该办公室由日本信托基金会资助，支持云南省教委启动实施"湄公河次区域少数民族贫困地区正规教育与非正规教育结合预防艾滋病教育项目"，并由云南省学校健康教育项目办公室实施。

（7）美国福特基金会

2002 年，云南省计划生育协会组织在其资助下实施了云南省开展预防性病艾滋病健康教育项目。

（8）亚洲开发银行、联合国教科文组织亚太区域办公室、东南亚教育部长公共健康网络

2003 年，在这些机构联合提供资金支持下，由联合国教科文组织亚太区域办公室、东南亚教育部长公共健康网络共同执行，并由云南省艾滋病防治领导小组办公室总协调，"湄公河次区域信息交流技术（ICT）应用于艾滋病预防教育跨境项目"在云南正式启动。

（二）2004—2011 年

2004 年在云南省防艾工作历史中，是具有里程碑式意义的一年。这一年，云南省在战略上、战术上均采取更加积极主动的行动，出台了一系列重要的政策，至今对云南省防艾工作产生着重要影响。2004 年开始，更多的境外支持涌入云南省，极大地推动了云南省防艾项目的发展，也丰富了云南省防艾政策网络的行动主体构成。

1. 全球基金支持的防艾项目

（1）第四轮全球基金艾滋病项目（一期）

2005 年，中国政府与全球基金签订项目备忘录，在中国 7 个省开展第四轮全球基金艾滋病项目。4 月，云南省全球基金艾滋病项目协调委员会成立（云防艾委发〔2005〕2 号），项目办公室成立。7 月，云南省在昆明正式启动该项目。

2007 年，该项目一期结束、二期获批时，经中国政府与全球基金和英国国际发展部讨论达成一致，将第四轮全球基金艾滋病项目与同年启动的中英艾滋病云南项目进行整合，更名为第四轮全球基金/中英艾滋病云南项目，采用一个工作计划、一套管理体系、一套指标和一套报表。整合后，该项目成

为云南省投入资金最多、覆盖范围最广、项目周期最长的国际合作项目。

（2）第六轮全球基金艾滋病防治项目

该项目是云南省第一个由防艾社会组织自主申请、独立实施，由云南省艾协负责全程项目管理的防艾国际合作项目。其目标是通过充分发挥社区组织及非政府组织的独特作用，填补现有艾滋病预防控制中的空缺并拓展其覆盖面，向艾滋病易感人群、脆弱人群和难以接触的人群、艾滋病病毒感染者提供必要的艾滋病预防、治疗、关怀及其他支持性服务。2007 年 3 月，云南省启动实施该项目。

（3）全球基金艾滋病整合项目（RCC）

2010 年 1 月，云南省启动实施全球基金艾滋病整合项目。

2. 英国国际发展署支持的防艾项目

（1）保山—龙陵高速公路艾滋病预防项目（保龙安康行动项目）

2005 年 3 月，该项目由玛丽斯特普国际组织和中国代表处负责实施，由云南省防治艾滋病工作委员会办公室和保山市卫生局负责执行。该项目旨在降低性病艾滋病在保龙公路沿线建筑工人、社区贫困居民、性工作者、长卡司机和当地社区的传播风险，尤其是在脆弱贫困人群和少数民族中的传播风险，保障目标人群的性与生殖健康。

（2）中英艾滋病策略支持项目

2007 年 8 月，由中国政府、联合国艾滋病规划署和英国国际发展部联合设计，由英国国际发展部、澳大利亚国际开发署以及挪威政府共同资助，由中英两国政府签署协议批准，云南省卫生厅在昆明召开云南省中英艾滋病策略支持项目协调暨启动会。该项目旨在提高我国有效应对艾滋病的战略能力。

（3）以跨境流动人口和边境少数民族人群社区干预为核心的中英艾滋病防治项目

2010 年 10 月，由英国国际发展署、中国卫生部和中国疾控中心共同支持，云南省启动实施该项目。

3. 澳大利亚国际发展署支持的防艾项目

（1）中澳艾滋病亚洲区域合作二期项目

2008 年 7 月，云南省启动实施该项目。

（2）中澳艾滋病亚洲区域跨境项目

2009 年 11 月，由澳大利亚政府通过澳发署和区域项目办公室资助，云南省启动实施了针对边境地区的中外籍静脉吸毒者与越南籍性工作者提供有针对性的综合性干预服务。

4. 美国国际发展署支持的防艾项目

（1）中美艾滋病防治合作政策项目

该项目是美国国际发展署大湄公河流域艾滋病防治计划内的中美艾滋病防治合作项目的内容之一，该项目旨在通过与政府、非政府组织及社区合作，协助中国云南和广西进一步增强防治艾滋病的政策环境。2005 年 1 月，云南省启动实施该项目。

（2）中美艾滋病防治项目

2007 年 2 月，云南省经卫生部发文确认为第三批项目后，启动实施该项目。在该项目支持下，云南省疾控中心建立"彩云天空活动中心"，探索开展男男性行为人群艾滋病防治干预试点工作。

（3）中美传染性疾病行为改变交流项目

2011 年 4 月，在美国国际发展署支持下，由美国国际人口服务组织和云南省艾协共同执行，正式启动实施，协能（美国）云南代表处和美国特林格研究中心作为技术支持方为该项目提供技术支持。

5. 德国复兴信贷银行支持的防艾项目

2005 年 7 月，卫生部与德国签署中德艾滋病赠款项目协议，云南省作为项目省参与并启动实施中德艾滋病赠款项目。2009 年 1 月，昆明启动实施德国赠款艾滋病防治项目。德国复兴信贷银行和中国财政部为中德项目的出资方。该项目旨在通过多部门合作,加强政府部门参与应对艾滋病的反应能力。

6. 美国比尔及美琳达·盖茨基金会支持的防艾项目

2008年2月,由其提供赠款,云南省昆明市启动实施中盖艾滋病防治项目。整个项目包括由政府主管的防艾机构直接实施的政府组织部分和云南省艾协组织实施的非政府组织部分。

7. 其他国际、境外机构支持的防艾项目

(1)印度尼西亚金光集团

2004年,云南省政府与其举行了捐资助医签字仪式,由其捐资1000万元帮助云南省开展艾滋病防治工作。

(2)英国贝利·马丁基金会

2004年,云南省卫生厅与其签署"大理市第二人民医院·佩吉健康中心"联合建设协议书,基金会资助80万元人民币用于中心建设。

(3)国际艾滋病联盟

2005年1月,在其支持下,"七彩天空"社区活动中心建设项目启动。

(4)克林顿基金会

2005年,云南省卫生厅正式启动云南省—克林顿基金会防艾合作项目。项目通过开发和拓展可推广的艾滋病综合医疗服务模式,致力于最大限度为艾滋病病毒感染者和艾滋病患者提供高质量的治疗关怀服务。项目资金由克林顿基金会、挪威外交部和Pangea全球艾滋病基金会提供。

(5)家庭健康国际和前景集团

2004年9月,其政策项目启动实施了综合分析和倡导项目(A^{2}项目)。该项目致力于收集有关防艾数据,运用定量分析方法,综合分析特定区域中艾滋病疫情的发展态势、未来防治工作的方向和所需要的数据。

（6）联合国人口基金会

2006—2010 年，腾冲县在其支持下启动实施"UNFPA/CFPA 云南腾冲预防艾滋病宣传暨促进安全套使用项目"。

（7）联合国儿童基金会

2006 年 1 月，由联合国儿童基金会和中国健康教育中心联合开展，中国健康教育中心提供技术支持，云南省作为试点省首批启动实施"全球儿童与艾滋病运动"。

（8）美国浩德国际儿童服务中心

2006 年 3 月，在民政部社会福利和社会事务司批准下，云南省民政厅由该中心资助在陇川县启动实施"资助艾滋病致孤儿童生活与教育合作项目"。

（9）美国约翰斯诺公司

2007 年 3 月，云南省疾控中心与其合作，启动实施云南省卫生管理信息系统项目。

（10）联合国教科文组织

2008 年 3 月，沧源佤族自治县作为联合国艾滋病规划署、联合国教科文组织主导在全球开展"教育与艾滋病"行动的项目县，正式启动防艾项目。

（11）爱德基金会

2010 年 5 月，由云南省政协办公厅与其共同援助，正式启动陇川县乡镇艾滋病防治与社区发展二期项目。

总之，这些国际、境外支持下的防艾项目，对云南省艾滋病防治工作的深入推进起到了积极作用，也为国内艾滋病综合干预框架的构建和艾滋病防治工作的可持续发展提供了有益的借鉴，以社区为基础减少毒品需求和预防艾滋病的成功经验与模式已经在全国推广、应用。

二、2012 年以前国家、地方支持下云南省防艾项目的发展与变化

（一）1986—2003 年

中央财政资金是云南省防艾工作中最重要的来源，承担着包括艾滋病病毒感染者和患者监测、检测、治疗等费用，卫生行政管理费用等防艾支出中最大的资金部分。如前所述，中央政府及中央财政资金实际上是云南省防艾事业最大的支持者，国际、境外资金则是有益而重要的补充。本章所梳理的是通过常规性转移支付给云南省之外、通常以"项目"形式资助的防艾经费。

1. 卫生部支持的防艾项目（包括机构建设、硬件设施等）

（1）云南艾滋病防治中心

1993 年，卫生部、财政部一次性补助 100 万元，在云南省卫生防疫站内设立云南艾滋病防治中心，成为全国三个同类中心之一。中心职责为：负责本地区及邻近省（区）艾滋病的监测防治技术指导、专业人员培训、血清标本确认、卫生宣传咨询服务，承担卫生部委托的国家艾滋病控制规划、国际合作及重点研究课题、攻关项目的协作任务。

（2）多部门参与预防控制艾滋病活动

1997 年，云南省劳教局由司法部劳教局指定，作为项目实施单位参与由中国对外贸易经济合作部、卫生部和联合国开发计划署共同在中国开展的该防艾活动。

（3）预防艾滋病母婴传播项目的试点工作

2003 年，云南省启动卫生部该项目工作。

2. 中国预防医学科学院合作下的防艾项目（包括研究活动等）

（1）艾滋病抗体筛检

1986 年 7 月，云南省卫生防疫站建立了全省第一个艾滋病检测实验室，与中国预防科学院流行病研究所联合在澜沧、迪庆、丽江等地进行筛检。

（2）把艾滋病宣传教育纳入计划生育日常工作试点项目

1996 年，云南省艾滋病防治领导小组与其共同合作，在云南省陇川县启动实施项目。

3. 云南省地方财政支持下的防艾项目（包括省、州市、县区财政）

（1）"6268 工程"及"艾滋病防控体系建设项目"

1993 年，云南省政府决定于"九五"期间在全省实施"6268 工程"及"艾滋病防控体系建设项目"。1996 年，云南省计委、省财政厅、省卫生厅结合省情，编制《云南省 6268 卫生防疫工程/艾滋病防治项目土建实施项目计划（1996—2000 年）》，并召开全省项目启动会。该项目投资主要用于全省各地卫生防疫站、医院、卫生院等的基本业务用房及艾滋病初筛实验室用房的建设。

（2）"云南省艾滋病监测控制体系"工程

1996 年启动，主要用于云南省各州市艾滋病检测实验室硬件装备。

（二）2004—2011 年

2004 年，许多国家单位和组织机构更加关心和关注云南省防艾工作，以多种方式积极支持云南省防艾事业，比如，组建新的治疗机构、提供资金购买软硬件设备、提供技术支持、举办丰富多样的防艾活动等，及时填补了云南省防艾项目和活动中的空白。

1. 卫生部支持的防艾项目（包括机构建设、硬件设施等）

（1）云南省德宏州 2004—2006 年艾滋病防治项目

2004 年 4 月，卫生部根据时任国务院副总理吴仪的指示，启动河南省驻马店市和云南省德宏州 2004—2006 年艾滋病防治项目（卫办疾控发〔2004〕49 号），旨在通过在德宏州 5 县区高危人群中间和重点场所推广使用安全套、清洁针具交换和美沙酮药物维持治疗，全面普及艾滋病防治知识宣传教育，对艾滋病病毒感染者/艾滋病患者及其家属实施关怀、治疗和救助，遏制艾滋病在德宏州的蔓延势头。德宏州随后成立德宏州防治艾滋病工作委员会及其办公室（正处级），加强对国家重点地区艾滋病防治项目工作的领导和协调，正式启动项目工作。

（2）两轮艾滋病综合防治示范区项目

2003年11月，卫生部印发《关于确定全国艾滋病综合防治示范区第二批名单的通知》，将云南省7个县区列为全国第二批艾滋病综合防治示范区，探索以治疗和关怀为主的艾滋病综合防治机制。2004年6月，由中央财政补助提供主要经费支持、地方政府提供配套经费，云南省启动实施艾滋病防治综合示范区项目。通过实施艾滋病综合防治示范区项目，初步探索形成一批有效工作模式在全省及全国推广。

2009年，卫生部办公厅下发《关于启动第二轮全国艾滋病综合防治示范区工作的通知》，确定309个示范区，其中云南省有3个县区为中央重点建设示范区，17个县区为中央和省共建示范区。第二轮项目于2013年结束。

（3）派遣防艾医疗队

2005年3月，为帮助艾滋病疫情高发区进一步做好防艾工作，卫生部向云南省派遣防艾医疗队一行4人，分别在昆明市和德宏州帮助指导工作。

（4）中医药治疗艾滋病试点项目

2005年，云南省被卫生部、财政部、国家中管局确定为第二批开展项目的六省之一，承担1000例治疗任务。

（5）卫生部—联合国儿童基金会预防艾滋病、梅毒和乙肝母婴传播项目

2011年7月，由卫生部与联合国儿童基金会合作支持，瑞丽市启动实施该项目，云南省卫生厅为省级项目管理单位，云南省妇幼保健院为项目技术支持单位。

（6）中越老缅艾滋病跨境联防联控项目

卫生部国际合作司于2010年启动该项国际合作项目，省级管理办公室设

在云南省药物依赖防治研究所。

2. 其他由中央财政支持的防艾项目

疾病预防和采供血能力建设项目。2005 年，云南省发展和改革委员会争取中央资金 2613 万元，开展该项目以支持全省招标采购设备。

3. 其他机构支持的防艾项目

（1）中国预防医学会、中国疾控中心和亚洲开发银行

2006 年 3 月，在这些机构和组织的共同支持下，"互满爱"人与人组织与云南省扶贫办在临沧市正式启动"TCE——传染病完全控制项目"。

（2）中国预防性病艾滋病基金会、中国医学论坛报社、可口可乐饮料（上海）有限公司

2007 年，在这些机构支持下，云南妇女儿童发展中心开展"艾滋病致孤儿童房屋建盖项目"和"受艾滋病影响家庭建房项目"。

（3）中华红丝带基金

2009 年 3 月，中华红丝带基金决定捐建云南陇川二小综合教学楼。

（4）国家艾滋病防治社会动员项目办公室

2010—2011 年，在该项目办支持下，云南省艾协与五华区阳光姐妹、盘龙区姐妹健康家园、西山区妇女健康活动中心、昆明市疾控中心、昆明市第三人民医院、昆明市百合妇女活动中心展开合作，执行"昆明低龄流动暗娼综合干预模式"及"昆明低龄流动暗娼艾滋病性病综合防治服务与能力建设"项目。

4. 云南省地方财政支持下的防艾项目（包括省、州市、县区财政）

（1）三轮"防艾人民战争"

2005 年 1 月，中共云南省委、省政府制定颁布了《云南省禁毒人民战争实施方案（2005—2007 年）》和《云南省防治艾滋病工作实施方案（2005—2007年）》，标志着全省第一轮禁毒防艾人民战争拉开了序幕。2008 年，中共云南

省委、省政府制定出台了《云南省新一轮禁毒人民战争实施方案（2008—2010年）》和《云南省新一轮防治艾滋病人民战争（2008—2010年）》，继续新一轮禁毒防艾人民战争。2011年，中共云南省委、省政府印发《云南省第三轮防治艾滋病人民战争（2011—2015年）》，推进第三轮禁毒防艾人民战争。通过三轮防艾人民战争，从全局角度统筹布置了云南省艾滋病防治工作的任务。

（2）两轮"兴边富民工程"艾滋病防治项目

为加快云南省边境地区经济社会发展，云南省于2005年实施"兴边富民工程"，确定30类项目工程。2005—2007年，云南省防治艾滋病工作委员会办公室启动第一轮"兴边富民工程"艾滋病防治项目。2009年，云南省防治艾滋病局启动新三年"兴边富民工程"艾滋病防治项目，2012年该项目圆满结束。

（3）两轮省级艾滋病综合防治项目

为满足云南省艾滋病中低流行地区艾滋病防治的需求，同时探索国际合作项目防艾模式和经验的本土化及项目可持续发展的方法，2007年云南省首次整合中央、省、州、县财政资金，以项目运作方式，由云南省防治艾滋病局实施云南省第一轮省级艾滋病综合防治项目。2010年启动实施第二轮项目，并于2013年圆满结束。

（4）第二轮全国艾滋病综合防治项目

2009—2013年，云南省在第二轮全国艾滋病综合防治项目中有17个县区为中央和省共建示范区。

（5）云南省防治艾滋病创新项目

2009年，云南省防治艾滋病工作委员会全体会议决定，由省级防艾专项资金支持，设立"云南省防治艾滋病创新项目"。项目每年确定优先领域，并向全社会公开征集项目建议，按公正、公平原则进行评审。两年后，云南省防治艾滋病局再次启动2011年防治艾滋病创新项目。

（6）云南省重点地区艾滋病防治项目

2011 年启动，该项目覆盖红河、文山、临沧、大理 4 个州市，2013 年增加昆明市，项目地区达到 5 个州市、24 个县（区、市）。省级管理办公室设在云南省防治艾滋病局。

三、2012 年以来云南省防艾项目的变化与防艾领域的社会治理创新

（一）国际、境外支持下的防艾项目明显收缩

从这一阶段开始，由国际、境外机构支持的防艾项目明显呈现下降趋势。除继续执行一些尚未结束的防艾项目之外，新增项目不多，与前一阶段形成非常鲜明的对比。一些主要的防艾项目如下：

2012 年 3 月，由中国铁路总公司（原铁道部）、联合国人口基金第七周期艾滋病预防合作项目支持，昆明铁路局在云桂铁路云南分公司开展铁路建筑工人艾滋病预防项目。7 月，由全球基金支持，云南省启动全球基金艾滋病项目社区组织项目。该项目旨在扩大艾滋病预防、治疗和关怀服务，促进高危人群及艾滋病病毒感染者对艾滋病综合预防服务的全面认可，全面提高社区组织在防艾工作中的组织管理和服务能力。

2013 年 4 月，由亚洲开发银行支持，由云南省交通运输厅、组织厅相关单位负责，开展龙瑞高速公路建设项目中的防艾领域技术援助行动。

（二）国家、地方支持下的防艾项目稳步增长

2012 年以来，由国家支持的一般性行政经费和项目方式提供的防艾经费稳步增长，保障防艾工作持续、良性地向前迈进，继续履行国家对公民的政治责任。诸如中医药治疗艾滋病试点项目等，继续得到推动。同时，不断加强对边境地区和周边国家防艾国际合作项目的资助，如国家卫生计生委支持下的"中越老缅边境地区艾滋病联防联控项目"及相关的系列培训和研讨会。

云南省继续加大防艾资金的投入，资助更多的防艾项目，并开始鼓励和

支持社会组织申报项目，从事防艾创新性工作。作为省会的昆明市，也在2012年以后不断加大对防艾项目的支持和资金投入。这些新的发展与变化，有效弥补了国际、境外支持的防艾项目结束后防艾服务的缺口，尽可能避免社会组织因缺乏资金而无法继续提供相关防艾服务的情况发生。

2013年，云南省第二轮省级艾滋病综合防治项目圆满结束，云南省防治艾滋病局继续实施第三轮项目。同年，云南省发展和改革委员会还争取到3500万元的中央资金，用于支持云南省艾滋病关爱中心外科大楼及红河州传染病院的建设项目。2013年的云南省重点地区防艾项目增加了昆明市，项目地区达到5个州市。

2012年，云南省防治艾滋病局实施艾滋病防治创新项目。2013年，在成功实施2009年、2011年、2012年艾滋病防治创新项目基础上，继续实施2013年云南省艾滋病防治创新项目。与前三次主要以各地疾控中心为申报单位不同的是，2013年还重点支持和鼓励社会组织积极申报创新项目，并专门划出近50%的项目总经费用于支持社区组织、社会组织参与创新性防艾工作。这一方面是由于国际支持的项目结束，国际资金不再支持社会组织参与防艾工作造成的；另一方面也反映了2012年以来云南省防艾工作的战略性调整，积极进行防艾领域的社会治理创新尝试。

2013年，昆明市防艾工作中出现了三个"首次"：首次组织实施财政资金支持下的市级防艾创新项目和社会组织防艾项目，共有5个创新项目和4个社会组织得到批准立项；首次在社区艾滋病综合防治工作中实行经费激励机制，根据开展工作的数量和质量，经考评后确定4个档次的考评结果，并以奖代补兑现至各试点社区；首次在PITC（医务人员主动提供艾滋病检测咨询服务）工作中实行经费激励机制。这些"首次"，既是昆明市在2013年决定大幅增加市级防艾财政投入的结果，又体现了这一阶段云南省防艾工作开始进行社会治理创新尝试的决心和魄力。

2014 年，云南省启动艾滋病防治"一站式服务"试点项目暨边境地区艾滋病防治项目，项目周期 5 年（2014—2018），云南省级财政资金每年 500 万元。省级管理办公室设在云南省防治艾滋病局，2015 年起改设在云南省疾控中心性病艾滋病预防控制中心。

2016 年，中共云南省委、省政府印发《云南省第四轮防治艾滋病人民战争（2016—2020 年）》，再次向艾滋病发起宣战，为云南省进一步深入推进艾滋病防治工作、遏制艾滋病的传播与蔓延指明了新的目标。

2018 年，云南省卫生计生委启动引进何大一教授指导全省防艾工作项目。该项目旨在与以何大一教授为首的美国艾伦·戴蒙德艾滋病研究中心合作，通过学术交流和研讨的方式，了解和掌握国际艾滋病防治的最新信息和策略，全面提升云南省防艾领域的人员能力，搭建高级别防艾科研平台，为云南省的防艾工作注入新的活力，确保实现 2020 年艾滋病防治"三个 90%"的目标。何大一教授是"鸡尾酒"疗法的创始人。

同年，云南省药物依赖防治研究所与西双版纳州卫生计生委、勐海县卫计局联合在勐海县黎明社区戒毒（康复）中心启动勐海县以治疗社区模式干预合成毒品使用者试点项目。

（三）云南省政府向社会组织购买防艾服务的动因

1. 国际防艾资金支持的减少

以上云南省 30 余年防艾项目的发展历程说明，云南省防艾取得的成绩既是中央和地方各级政府、社会和民众齐心协力的结果，又与国际社会长期以来的资金、技术、人才培养和管理等多方面支持有着重要关系。特别是国际资金对云南省参与艾滋病防治的社会组织的发展，尤为重要。

云南省艾滋病疫情蔓延的过程中，出现了参与防艾工作的本土社会组织。这些社会组织参与防艾的资金最早主要来自英国救助儿童会，与防艾国际资金进入云南的时间基本一致。① 许多国际非政府组织、境外非营利组织积极支持了社会组织参与防艾工作。如前述，全球基金推行了多项扶植中国社区组织、民间非政府组织的项目，云南是重点扶植对象。2010 年，全球基金向云南省捐助的六轮基金大约有 250 万元人民币，用于 71 个社会组织、71 个项目。2010 年，云南省有 198 个公益组织获得金额达 737 万元的境外援助资金。② 在国际社会的大力支援下，社会组织作为不同于政府的重要社会力量，以独特的优势和特点参与了政府主导的艾滋病防治的多项工作，是云南省防艾工作中的重要力量。

2010 年开始，部分国际非政府组织开始改变对中国防艾工作的支持战略。这一新变化的标志，是全球基金宣布暂时冻结对中国防艾项目的资金支出，涉及上亿美元金额。全球基金，由联合国和世界卫生组织推动、多个国家政府和国际组织以公私合作模式（PPP 模式，Public-Private-Partnership）于 2002 年共同建立，秘书处位于瑞士日内瓦，由医学、药学、公共卫生、经济金融等背景的专业人士组成。该机构是世界卫生组织、联合国机构和发展中国家医药卫生项目重要的资助方之一，其理事会成员包括受援和援助国政府、世界卫生组织、世界银行、联合国艾滋病规划署和相关机构、组织等。

在中国，全球基金主要依托中国疾控中心来开展项目。此外，全球基金还与云南省艾协开展合作，以后者为执行机构，在中国第一次尝试由社会组织自己招标、自己管理，向社区组织购买防艾服务。2012—2013 年，云南省共有 89 个社区组织执行了 102 个项目，这为云南省防艾领域政府购买服务的创新举措提供了宝贵的前期经验和实践基础。但是，自 2010 年以来，全球基金开始对中国项目的"规划方式"、财务管理方式、基层县市获得的防艾资金

---

① 英国救助儿童会. 英国救助儿童会在云南开展的艾滋病工作简介［J］. 卫生软科学，2002，16（5）：61-62.

② 中国发展简报. 国际撤资云南政府预扶助民间防艾组织过寒冬［EB/OL］.（2012-12-07）［2023-3-16］. https：//hope. huanqiu. com/article/9CaKrnJy4UD.

数量不均衡、大幅度增加公民社会参与等方面，出现不同看法①，自此逐年逐渐终止项目合作。随后，其他国际非政府组织也步其后尘，在防艾项目结束后不再提供支持。

2. 云南省社会组织难以继续开展防艾项目

国际非政府组织防艾项目的终止，也直接影响了云南省，特别是所有依赖全球基金项目开展防艾服务的社区组织、草根组织。虽然国际资金支持其实仅仅占到云南省 2010 年防艾资金总投入的约 20.52%②，并不会从根本上影响防艾工作的开展，但是对社会组织而言，这部分资金几乎是它们维持生存的唯一重要来源。

在中国，中央专项经费是艾滋病防治经费的主要来源和重要保障，支持艾滋病防治各领域工作的顺利开展③，尤其是国家提供的免费抗病毒治疗服务。中央专项经费的大力投入对地方政府增加对艾滋病防治工作的地方经费投入也起到了积极的引导和促进作用，如近年来艾滋病综合防治示范区作为中央专项经费的一部分，要求地方政府提供配套经费，促进了地方财政的投入。④ 例如，云南省 2010 年所有防艾资金中，除前述 20.52% 的国际资金以外，中央财政拨付的防艾经费占 52.29%，省级财政经费占 15.58%，州市和县级财政各占 5.98%、5.64%。⑤ 这些政府投入，主要用于政府主导的干预、治疗和管理等方面的支出；而国际资金的重要用途之一，则是支持本土社会

① 陈仲丹，魏然，Godwin P. 中国全球基金项目整合的经验教训 ［Z］. 日内瓦：联合国艾滋规划署，2011：10-14.
② 云南省防治艾滋病局. 云南省第二轮防治艾滋病人民战争评估报告 ［R］. 昆明：云南省防治艾滋病工作委员会，2011：14.
③ 吴迪，崔岩，周洪梅，等. 云南艾滋病防治专项经费分配影响因素分析 ［J］. 中国公共卫生，2014，28（4）：566.
④ 吴迪，崔岩，周洪梅，等. 云南艾滋病防治专项经费分配影响因素分析 ［J］. 中国公共卫生，2014，28（4）：566.
⑤ 云南省防治艾滋病局. 云南省第二轮防治艾滋病人民战争评估报告 ［R］. 昆明：云南省防治艾滋病局，2011：14.

组织参与到防艾工作中来，积极配合政府和国际组织的项目执行。

因此，从资金的角度，也反映出云南省防艾工作涉及的诸多领域都有社会组织的积极参与。比如，清洁针具交换项目，如果没有社会组织进行实际操作，政府防艾部门根本无法接触到目标群体，实施项目自然无从谈起。国际资金的重要意义正在于此，因为社会组织开展防艾服务所依赖的资金、人员培训、技术支持、管理等，绝大部分都来自国际组织的多方面支持与合作。当以全球基金为代表的国际组织的项目终止后，社会组织无法继续得到资助、参与防艾工作。不仅如此，另一重要影响是，缺失了社会组织这一重要链条和环节，许多中央和地方政府支持的防艾项目也无法借助社会组织来推行。这正是云南省在防艾领域采取政府向社会组织购买防艾服务的重要动因——保证国家、地方支持的防艾项目，能够在社会组织积极参与和协助执行下继续开展下去，以有效遏制艾滋病疫情蔓延。

（四）云南省政府向社会组织购买防艾服务的基本情况

面对国际防艾资金的新变化，云南省迅速做出应对。2011 年，云南省防治艾滋病工作委员会全体会议决定，支持社会组织参与到防艾工作中来；并从 2012 年起，开始尝试进行社会治理创新，采用政府向社会组织购买服务的方式，尽量保证原来由国际资金支持的社会组织所提供的防艾服务能够延续下去。为此，云南省累计投入专项资金 4823 万元①，平均每年 600 万元，用于支持覆盖全省 16 个州市 97 个县（市、区）的社会组织开展防艾项目。

社会组织参与防艾工作象征着云南省开始形成社会治理意义上的防艾"云南经验"，以及不断改进完善的防艾公共服务供给"政府—社会"二元格局。云南省借助市场、社会组织的优势，增强了政府提供公共服务的能力。

---

① 施铭. 云南省防治艾滋病工作情况发布会［EB/OL］.（2018-11-27）［2023-3-16］. https：//www. yndaily. com/html/2018/yaowenyunnan_1202/111858. html.

1. 省级政府向社会组织购买防艾服务概况

2012 年，云南省防治艾滋病局为贯彻落实 2011 年云南省防治艾滋病工作委员会全体会议关于支持社会组织参与防艾工作的精神，充分发挥社会组织在防艾工作中的优势，提高其参与防艾工作的积极性，探索向社会组织购买防艾服务的方法和机制，促进社会组织规范参与防治工作，组织制定了《云南省社会组织防治艾滋病项目实施方案》，并于 2012 年 10 月 23 日印发全省执行。项目在云南省所辖行政区域内申报和实施，公开招标募集社会组织申请项目。有意参与云南省防艾工作，服务于艾滋病病毒感染者和高危人群，减少艾滋病危害，遵守国家法律法规，满足条件的社会团体、社会组织、民办非营利性企业等组织和单位，均可申报活动类项目。通过专家组评审，项目获批后，社会组织将与当地政府防艾机构合作，承担部分防艾工作。这标志着云南省在艾滋病治理方面又一次新的尝试，并为 2014 年正式采取政府购买服务的社会治理方式创新奠定了良好基础。

2014 年，云南省卫生厅出台一系列政府向社会组织购买防艾服务的政策，包括《云南省防治艾滋病政府购买社会组织服务工作方案（暂行）》《工作方案细则（暂行）》《关于申报云南省 2014 年防治艾滋病政府购买社会组织服务项目的通知》等，还有卫生计生委、民政厅《关于确定云南省参与艾滋病防治的社会组织培育基地名单的通知》等文件。历时七年的政府购买防艾服务概况如下：

一是资金方面，从 2012 年的 100 万到 2017 年的 1000 万，5 年间项目经费增加到 10 倍。① 特别是，2014 年 12 月，时任云南省代省长陈豪同志视察云南省药物依赖防治研究所社区药物维持治疗一门诊后，提出"要进一步创新管理模式，通过加大政府购买服务力度，健全政府部门和社会组织共同推进机制，

① 张丽琼，张琼，李抒，等. 参与云南省防治艾滋病政府购买社会服务项目的社会组织工作情况 [J]. 中国艾滋病性病，2019，25（4）：404.

整合行业协会力量、加强科学管理等手段，鼓励引导和支持社会组织在艾滋病防治工作中发挥更大作用"①，并决定将云南省防治艾滋病政府购买社会组织服务项目专项经费从 2014 年的 500 万元提高到 2015 年起的 1000 万元②。

表 2-1 中，列出的是自 2012 年起云南省用于向社会组织购买防艾服务的经费、申报项目及批准情况。其中，2017 年度虽有云南省卫生计生委发文公告，但并未有立项公示公告。此外，有部分数据缺失。

表 2-1　2012—2019 年云南省政府向社会组织购买防艾服务概况

年度	防艾经费预算（万元）	社会组织（个）		项目（个）		备注
		申报	批准	申报	批准	
2012	100	56	33	56	33	
2013—2014	150+500	–	75	153	77	2013 年经费为 150 万元 2014 年经费为 500 万元
2015	908	200	103	201	106	
2016	908	266	106	270	109	
2017	1000	–	–	–	–	未发现立项公告
2018	827	212	105	214	106	
2019	1000	174	174	125	125	
合计	4393	908	596	1019	556	未计算 2017 年

资料来源：根据云南省卫健委网站公告，自行整理。

二是社会组织数量方面，出现大幅增加。2012 年以前，云南省共有参与

---

① 何春好. 政府购买社会组织防艾服务显成效［N/OL］. 云南日报，2016-12-02［2023-3-16］. http：//www. gov. cn/xinwen/2016/12/02/content_5141846. htm.

② 何春好. 政府购买社会组织防艾服务显成效［N/OL］. 云南日报，2016-12-02［2023-3-16］. http：//www. gov. cn/xinwen/2016/12/02/content_5141846. htm.

防艾工作的社会组织 176 个。自省级防治艾滋病政府购买社会组织服务项目实施以来，发展迅速，目前累计参与防艾的社会组织已达 323 个，覆盖全省 16 个州市、82 个县（区、市）。①

三是社会组织防艾项目方面，申报和中标的项目数大幅增加。2012 年申报 56 个、中标 33 个，2013—2014 年申报 153 个、中标 77 个，2015 年申报 201 个、中标 106 个，2016 年申报 270 个、中标 109 个，全省累计中标项目数达 556 个。②

2. 国家级社会组织参与艾滋病防治基金项目申报概况

2015 年，经国务院批准，国家卫生计生委、财政部、民政部共同设立了社会组织参与艾滋病防治基金。该基金为全国性公益专项基金，主要支持社会组织按国家和当地艾滋病防治规划和政策，开展高危人群的宣传教育、预防干预、检测咨询以及感染者和患者的关怀救助等工作。对于云南省，这无疑是国家层面为云南省社会组织参与防治艾滋病工作提供的宝贵机会和重要资源。

云南省疾控中心作为云南省项目管理机构，在国家社会组织参与艾滋病防治基金管理委员会办公室和云南省防治艾滋病局的领导下，在云南省民政部门和各级艾滋病防治办公室的协调和各级疾病预防控制机构的支持下，实行项目逐级管理，建立了全省项目管理领域专家网络及项目督导与考核机制。2015 年，组织申报 47 个项目、中标 42 个，中标资金 299.6 万元；2016—2017 年申报 84 个、中标 69 个项目，中标资金 438 万元③；2019—2020 年申

① 何春好. 政府购买社会组织防艾服务显成效 ［N/OL］. 云南日报，2016-12-02 ［2023-3-16］. http：//www. gov. cn/xinwen/2016/12/02/content_5141846. htm.

② 何春好. 政府购买社会组织防艾服务显成效 ［N/OL］. 云南日报，2016-12-02 ［2023-3-16］. http：//www. gov. cn/xinwen/2016/12/02/content_5141846. htm.

③ 何春好. 政府购买社会组织防艾服务显成效 ［N/OL］. 云南日报，2016-12-02 ［2023-3-16］. http：//www. gov. cn/xinwen/2016/12/02/content_5141846. htm.

报 69 个、中标 64 个项目，中标资金 465 万元①。社会组织的扶持和培育初显成效，项目覆盖全省十余个州市。

3. 小结

从社会组织参与防艾工作来看，云南省目前通过政府购买服务方式，有省级和国家级项目两个途径推动这一新的社会治理创新，以更好应对和遏制艾滋病病毒传播。云南省疾控中心为减少人力物力的重复浪费，减轻基层负担，提高工作效率，将省级和国家级社会组织项目统筹协调，整合资源进行管理，涵盖项目的申报、评审、实施、督导、结题验收等全过程。② 这也在客观上促进了国家级和省级项目互有补充、相得益彰，同时还能激发一些创新点。

与国家级基金项目相比，云南省社会组织项目领域是根据全省防艾工作的现实需要和社会组织的能力而设定的。2012 年以前主要是高危人群干预类5 个领域，2015 年后扩大到现在的高危人群干预、技术支持与技术评估三类 12个领域，其中，干预类的"其他人群"（重点是老年高危人群、职高和大中专院校等）领域以及技术支持类的 6 个领域和评估类为云南省独有，创出了云南特色。③

四、云南省政府向社会组织购买防艾服务的实施过程

从 2012 年开始，云南省防治艾滋病局不断完善程序，更加规范、有序、持续地向社会组织购买防艾服务，逐步建立公开招标、专家评审、批准立项

---

① 防艾综合处. 云南省国家社会组织参与艾滋病防治基金项目管理工作获国家认可［EB/OL］.（2019-02-22）［2023-3-16］. http：//ynswsjkw. yn. gov. cn/html/2019/fangairenminzhanzheng_0222/15487. html.

② 何春好. 政府购买社会组织防艾服务显成效［N/OL］. 云南日报，2016-12-02［2023-3-16］. http：//www. gov. cn/xinwen/2016-12/02/content_5141846. htm.

③ 何春好. 政府购买社会组织防艾服务显成效［N/OL］. 云南日报，2016-12-02［2023-3-16］. http：//www. gov. cn/xinwen/2016-12/02/content_5141846. htm.

等购买服务程序，保证社会组织公平、公正地参与竞争；对社会组织承担的项目管理、购买服务成效、经费使用等内容进行综合考评，将考评结果与后续支持挂钩，不断完善长效监督管理和诚信约束机制。① 这一发展过程，符合理论界对政府购买研究的一般性认识。

政府购买，可视为一种政府的经济行为，强调其在市场中以经济主体的身份所从事的商品和服务购买的活动。但这种经济行为又不同于一般的市场供需双方的购买行为，因此，政府购买服务的方式和范围，需区别于市场购买，通常采用招投标方式进行，并有相应的法律、政策和文件作为政府购买服务的依据来规范政府购买的过程和运作，确保其合法性、合规性和合理性。

（一）政策法规

政府向社会力量购买公共服务必须有法可依。2014 年，云南省卫生厅出台一系列政府向社会组织购买防艾服务的政策，包括《云南省防治艾滋病政府购买社会组织服务工作方案（暂行）》《工作方案细则（暂行）》《关于申报云南省 2014 年防治艾滋病政府购买社会组织服务项目的通知》等，还有卫生计生委、民政厅《关于确定云南省参与艾滋病防治的社会组织培育基地名单的通知》等文件。这些文件的相继出台，保证了政府向社会组织购买防艾服务的合法性。

（二）购买主体、客体和支持性部门

1. 购买主体和各级管理部门

云南省政府购买防艾服务的社会组织主体是云南省卫健委下属的防治艾滋病局。云南省防治艾滋病局设领导小组，对政府购买防艾服务工作进行领导、统筹和规划。具体管理工作由云南省卫健委直属的、专门从事药物滥用及艾滋病综合防治研究的公益性公共卫生机构——云南省药物依赖防治研究

---

① 季征. 我省构建艾滋病防治多层次服务体系 [N]. 云南日报, 2015-02-09.

所负责。其设立政府购买服务项目管理办公室，是领导小组领导下的省级执行机构。

在云南省药物依赖防治研究所项目办公室的统一安排和指导下，云南省16个州市防艾行政部门需要推动和完成各地社会组织参与政府购买防艾服务的工作。县区级防艾行政部门则具体落实各项工作，除了动员、协助县区内社会组织积极进行政府购买服务项目申报之外，还要协助州市防艾部门对中标的项目进行管理，包括项目执行中的技术指导、人员培训、管理督导和评估监督等。

2. 购买客体和管理对象

社会组织是政府购买服务的客体和管理对象。防艾社会组织除了申报项目过程中的工作外，在中标之后需要根据项目申报书和项目设计的内容以及政府购买服务协议中承诺的数量和质量，按照既定计划和时间向服务对象提供防艾服务。这个过程中，需要按照政府购买项目管理部门和协议要求，提交相应的项目实施进展报告、财务报表等，并接受管理部门直接或间接的督导，保证项目正常进行。在项目结束后，需要按照管理部门的要求进行现场结题，并提交相应的结题报告、相关支撑材料、财务报告和其他材料，接受专家评估。

同时，因我国社会组织在政府民政部门登记注册相对不够完善，特别是防艾草根组织因弱小和能力不足而无法获得正式合法地位，云南省政府购买服务过程中创设了"财务托管"这一举措，解决防艾社会组织财务不健全的问题。因此，财务托管机构也成为政府采购的管理对象。所谓"财务托管机构"，是指具有独立法人资格和完备财务体系的组织，在获得政府购买服务项目办公室同意下，通过协议方式对尚未在民政部门正式注册、不具备法人资格的社会组织进行财务协助管理。这一创设主要是便于政府购买服务的项目经费能够合法、合规、合理地使用，保证财政资金的安全和效能。一般来看，疾控中心，医疗机构，曾为卫生行政部门下设协会、学会一类的社会组织等，具有合法性，能够获得更高信任度，因而合理地成为承接政府购买防艾服务的社会组织的财务托管机构。

3. 支持性部门

云南省政府向社会组织购买服务过程中，除了管理部门外，还有社会力量参与的支持性机构和根据不同需求建立的专家组。这项社会治理创新本身，也是基于政府、专业机构、社会组织共同的合作。在省一级，有常设性的防艾专家咨询委员会；此外，还有根据需要组建的各类咨询、评估、督导专家组，一些来自高等院校、学术研究机构、国际组织等的专家和专业人士积极建言献策。

（三）购买方式和流程

从具体形式上来看，政府购买服务一般采取合同承包、补助、凭单制三种方式。合同承包，指的是政府和其他非政府组织签订合同协议，政府把所有生产费用支付给提供者，提供者按照合同提供服务。补助，是政府为提供某种公共产品，选择特定的生产者，对其提供补助，社会公众则选择特定的服务生产者购买公共物品。凭单制，是政府向需要某种服务并已通过资格审查的群体发放消费券，其使用服务时仅需向服务提供者支付消费券即可。云南省政府购买防艾社会组织服务，采取的是合同承包制，引入市场机制，公开招标、择优选取优秀社会组织及其设计的防艾项目，并通过签订协议进行服务购买。

省项目办进行招投标时，包含以下流程：省项目办公布政府购买服务的申请方案、细则——州市防治艾滋病局及时下发县区级防艾办——县区级防艾办及时把申报信息通报给本地社会组织——社会组织填写申请表，提交县区级防艾办——县区级防艾办审核后上报州市防治艾滋病局——州市防治艾滋病局复核后上报省项目办——省项目办组织专家评审申请书——评审通过的项目修改具体实施方案——省项目办再次将评审实施方案以网络形式公示结果——省防治艾滋病局政府购买服务工作领导小组正式批准并签订协议——社会组织正式实施项目。

（四）监督和结题验收

云南省政府购买社会组织服务的项目监督评估，从层次上分为省级和州市级监督，从方式上分为现场监督和非现场监督。省项目办在项目年度里至少进行一次现场监督，州市防治艾滋病局进行不少于两次监督。

项目执行完毕后，省项目办组织专家组对项目进行结题验收，对项目管理、项目实施情况、项目经费管理等主要内容进行考查，并根据结题报告和财务报告对其进行评估验收。

综上，在国际、境外支持的防艾项目陆续结束后，云南省通过政府向社会组织购买防艾服务，对云南省防艾工作发挥了重要作用，对社会组织参与防艾工作的资金支持、项目引导、工作督导等各方面的影响也进一步加强，有效应对了国际防艾资金变化带来的新挑战，有力巩固了云南省艾滋病治理的成果和局面。

基于对云南省防艾项目发展历程的梳理及政府购买防艾服务这一社会治理方式创新的背景分析，本研究将继续从不同视角深入探究云南省防艾政策网络的演变，做出对云南省防艾事业相对全面、系统的理解和分析。下一章将对云南省防艾政策网络发展与变化过程中所形成的主要功能进行宏观层面的提炼和分析，反映出这些功能对云南省防艾事业所发挥的作用和取得的成效。

第三章

云南省防艾政策网络的主要功能及成效

30 余年来，云南省防艾政策网络不断形成和发展，其功能也根据不同阶段艾滋病疫情、防艾战略等变化而不断得以发展。本研究认为，在遏制艾滋病病毒蔓延的过程中，云南省防艾政策网络总体上发挥了宣传倡导、能力建设、合作执行、学习拓展、研究创新五大功能，保证了防艾事业的顺利推进。

一、宣传倡导功能

云南省防艾政策网络的宣传倡导功能可以从三方面体现出来：积极开发宣传培训材料、多途径争取国内外媒体报道云南省防艾情况以及召开新闻发布会、推介会等。

（一）积极开发宣传培训材料

在云南省防艾工作早期，宣传工作已经得到高度重视。这个时候，防艾事业刚刚起步，一切都在摸索过程中。对宣传工作而言，没有合适的宣传材料，就好比"巧妇难为无米之炊"，因此，大力开发各类资料用于宣传培训，是当务之急和工作重心。

在宣传培训材料中，大致可以分为两类材料的开发：一类是宣传用品，另一类是各专业机构编写的专业技术资料和正式出版物，它们分别在防艾工作的不同阶段、对不同防艾群体发挥着重要作用。

1. 宣传用品

2004 年以前，一些主要的宣传用品开发包括宣传画、宣传画册、录像片、广播作品等。1990 年，云南省健康教育所设计出版并向全国发行"预防艾滋病"宣传画，该宣传画是在云南省首次大批发现艾滋病病毒感染者的前提下设计制作的，以警醒社会对艾滋病的关注，发行量达 3.5 万幅。1991 年，在联合国儿童基金会和中国儿童中心的宣传项目支持下，云南省儿童发展中心在中国儿童中心编译的《生命知识》画册基础上，结合云南少数民族实际，从艾滋病防治等 10 方面对《生命知识》画册重新进行编写，并翻译印成傣族、拉祜族、白族、彝族、苗族和汉族 6 个民族的文字，免费分发到全省各地。1999 年，按联合国儿童基金会区域办、北京办事处要求，经云南省委宣传部同意，联合国儿童基金会/云南省 HIV/AIDS 预防控制与关怀项目在云南拍摄《希望与帮助》电视录像片，达到了让更多人了解艾滋病病毒感染者的生活境况，消除歧视，关心、帮助和支持艾滋病病毒感染者，有效减缓艾滋病流行速度的目的，同时反映了湄公河项目在云南省实施的效果。2001 年，在云南省中英项目支持下，云南省广播电视局执行了"IEC（宣传材料）在广播、电视、音像领域的建设、开发和利用"项目，开发了一系列用于大众传播的艾滋病防治宣传材料，并借助广播和电视网络的优势，大范围、高频率地播放了这些材料。

2004 年以后，防艾宣传用品的侧重点从之前的一般社会公众转向少数民族社群，更具有针对性。比如，2008 年云南省新闻出版局联合云南省民族事务委员会制作了少数民族文字禁毒和防治艾滋病宣传画，同年云南省健康教育所也编译了边境少数民族防治艾滋病宣传资料。这不仅反映了艾滋病疫情蔓延的情况和防艾工作的重点，也体现了防艾政策网络在宣传功能方面的应对性、灵活性和及时性。

2. 专业机构编写的专业技术资料和正式出版物

防艾工作需要许多方面的专业技术知识，是一项专业性很强、难度很大的工作，涉及许多非主流群体，需要包括医学、公共卫生、社会学、法学等各专业领域的知识和技术。因此，在防艾工作早期阶段（1986—2003），宣传材料开发工作的重心是宣传用品；而随着社会大众对艾滋病疫情的认知水平不断提高，防艾政策网络的宣传倡导功能也进一步得到加强和拓展，开始出现相当一部分专业技术机构和部门编写的资料，以满足防艾工作中相关部门和组织开展工作的迫切需要。比如，2002 年，云南省的部分专家就已经开始参与编写国家级的专业技术资料，包括卫生部疾控司、国家禁毒委、司法部劳教局和中英项目联合编印的《公安司法系统性病艾滋病防治培训手册》《性病艾滋病综合干预手册》《性病艾滋病综合干预督导评估手册》等。

2004 年以后，云南省健康与发展研究会组织作为一个民间的社会组织，充分利用组织内各位专家会员的优势，也开始编写一些关于防艾的图书。作为事业单位的云南省健康教育所，继续履行其职能，出版了《流动性劳务工人性病艾滋病干预指南》（2010）。云南科技出版社编辑出版了《农村艾滋病母婴传播阻断策略研究》（2008）。云南省疾控中心则编写了《云南省监管场所艾滋病病毒感染者/艾滋病病人综合管理工作手册（试行）》（2011）。

此外，各专业机构还不断总结防艾项目的经验，并以正式出版物的方式扩大这些经验的影响力。比如，2005 年，中美艾滋病防治合作政策项目办公室举行了政策倡导出版物《行动起来》云南省的首发仪式，从一开始便为防艾项目积极进行宣传倡导。2006 年，云南省中英项目圆满结束后，云南省中英项目办公室公开出版了《承诺与见证——云南省中英项目 6 年历程与成效》《回顾与展望——云南省中英项目纵览》《探索与突破——云南省中英项目经验及模式》三本图书，全面总结取得的成绩和经验。2008 年，云南省医药信息研究所编辑出版图册《艾滋病防治项目在云南（2006—2008 年）》。

　　云南省防治艾滋病工作委员会在第一轮禁毒防艾人民战争和第二轮防艾人民战争圆满结束后，均认真总结经验教训并及时编撰经验集等，如《履行承诺——云南省 2005—2007 年防治艾滋病人民战争经验集》《云南省第二轮防治艾滋病人民战争最佳实践（2008—2010 年）》等，为后续项目提供了宝贵的经验基础和反思总结。2015 年，云南省防治艾滋病工作委员会出版了《云南省防治艾滋病工作大事纪实（1986—2013 年）》，认真、全面、系统地收集整理了云南省防艾工作取得的丰硕成果和防治经验，在防艾宣传倡导方面具有里程碑式的意义。

　　2013 年，云南省卫生厅还创刊《云南防艾》杂志。在此之前，云南省卫生厅早已开展了及时宣传报道云南省防艾事业的进展和动态的宣传工作，从 2005 年至 2012 年编印了共 191 期的《云南防艾简报》（以下简称《简报》）。《云南防艾》即是在《简报》的良好基础上进一步改版、改进并得以创刊的。《云南防艾》由云南省医学信息研究所承担编辑出版发行工作，采用内刊形式，多方面、多角度报道云南省省内防艾领域的政策动态、防治策略及先进经验等，报送国务院防艾办等国家机关，云南省委、省政府的领导机关，云南省防治艾滋病工作委员会成员单位以及 16 个州市的党委、政府部门，充分把云南省省内防艾情况进行上传下达；同时，密切关注国际、国家防艾新动态和新研究，为云南省省内的防艾单位和相关人员提供了丰富的情报信息来源，较好支持了省内防艾工作的推进。

　　2018 年，昆明医科大学第一附属医院主编出版《艾滋病皮肤黏膜损害——早期诊断线索》，被誉为艾滋病早期诊断线索"活字典"。

　　（二）多途径争取国内外媒体报道云南省防艾情况

　　在大力开发宣传资料的同时，云南省防艾政策网络发挥宣传倡导功能的另一个重要表现，即是充分利用国内外多种途径的媒体资源。

1. 国外媒体的采访报道

云南省防艾政策网络是具有开放性和包容性的，这一点可以从其宣传倡导功能中看出来。因制度和文化环境的不同，国内特别是政府机构对于国外媒体的采访报道，一般比较谨慎；尽管如此，云南省防艾工作从早期就以开放的姿态，主动接受国外媒体采访，积极从事防治艾滋病的对外宣传工作。例如，早在1997年，云南省艾滋病防治领导小组办公室就接受了美国全国公共广播电台驻京记者的采访。次年，包括日本关西电视台上海支局、英国广播公司、日本《读卖新闻》驻中国总局等国外媒体，先后到达昆明，对云南省禁毒和防艾工作情况进行采访。

2004年，云南省密集出台了一系列防艾政策，标志着云南省防艾事业新的战略高度和出发点，引起了海外主要媒体的关注。同年3—7月，《丹麦信息报》、美国《科学》杂志社、路透社北京记者站、欧洲新闻图片社北京分社等海外新闻媒体纷纷访问云南，对云南省防艾工作及其最新进展和动态进行了及时的采访报道。

以有理、有利、有节的姿态和方式接受国外主要媒体的采访报道，不仅有利于打破国外对中国防艾事业存在的偏见和误解，还为云南省争取了更多国际资源，为艾滋病防治打开多扇窗口。这也证明了云南省防艾政策网络的宣传倡导功能所发挥的重要的现实作用。

2. 国家级媒体的采访报道

一是中央电视台。中央电视台在中国的影响力无可比拟，云南省抓住机会，既真实反映了云南省艾滋病疫情，又充分展示了云南省防艾的决心和扎实的工作。从1994年最早的《焦点访谈》节目记者在卫生部、云南省卫生厅等领导的陪同下到孟连县录制艾滋病防治工作情况，到2002年云南省艾滋病防治领导小组办公室协助《新闻调查》栏目顺利完成《中国艾滋病备忘》在云南省的拍摄工作，并应云南省委宣传部等部门提出的审片要求，由云南省卫生厅和省疾控中心领导赴京审片,再到 2003 年《公益行动》栏目对云南省红十字会"艾滋病预防同伴教育"项目进行采访拍摄报道,都反映了云南省防艾政策网络在早期对央媒资源利用的能力。2004 年《时空连线》栏目所做的《防艾新政》系列报道在国内外亦引起强烈反响。

二是中央人民广播电台。德宏州是云南省艾滋病疫情的重灾区,因此德宏州长期以来累积了大量防艾工作的经验,由此得到中央人民广播电台记者的关注和重视,并将深入德宏的专题调研情况——《十五年艾滋病防治的探索与经验——云南德宏州艾滋病防治调查见闻》——于 2004 年初分三期在中央人民广播电台《内参》播出。这不仅宣传了德宏州的防艾工作和成效,还对全国其他地区起到了经验借鉴作用。

此外,新华社、健康报等媒体也采访报道了云南防艾工作情况。2004 年,《南方周末》对保山市暗娼同伴教育工作的报道,在全国引发广泛关注。

3. 省级媒体的采访报道及云南省防艾宣传活动

对云南省防艾政策网络来说,省内媒体是最大、最方便的宣传资源,也是最能够配合云南省众多的、长期的防艾宣传活动的有效伙伴,因此省内媒体就成了云南省最广泛意义上的防艾政策网络的一个重要成员。

2004 年以前,省内媒体参与的云南省防艾宣传活动相对较少,主要有:1999 年,云南省教委与云南省电视台、英国救助儿童会联合举办的"青春、健康、行动"电视演播活动;2000 年,云南省艾滋病防治领导小组办公室、昆明铁路局等单位为配合卫生部、铁道部、中国艾协、中国红十字总会等共同举办的南昆铁路沿线宣传活动而联合启动的昆明—凭祥铁路沿线预防艾滋病宣传活动。

2004 年以后,云南省防艾宣传活动开始呈现"百花齐放"的繁荣景象。仅在 2004 年一年内,就有诸多形式多样的防艾宣传活动,包括《云南日报》、云南人民广播电台、云南电视台、《春城晚报》等多家省内新闻媒体集中采访报道全省艾滋病防治工作；云南省妇联与省综治办、省公安厅、省司法厅、省文化厅、省卫生厅联合启动全省"不让艾滋病进我家"系列宣传教育活动；昆明机场医疗急救中心与空港企业青年志愿者开展以"青春红丝带""让爱走动"为宣传口号的舞台表演；在云南省委、省人大、省政府、省政协的大力支持下，由云南省对外文化交流协会牵头策划，云南省红十字会、昆明健泽卫生健康传播有限公司和16个州市政府共同承办的"相互关爱共享生命——云南省艾滋病防治宣传演出公益活动"启动仪式暨主场宣传活动。

2005年"12·1"世界艾滋病日是云南省委、省政府提出打一场防艾人民战争后的第一个世界艾滋病日。云南省组织开展"世界艾滋病日"系列宣传活动，掀起又一个群众性的防艾高潮。同时，中共中央宣传部和云南省委宣传部在德宏州举办"遏制艾滋，健康生活"宣传教育活动，使德宏州各族人民群众深切感受到了来自党中央的官方支持，掀起了禁毒防艾的新高潮。

2006年，《春城晚报》开设"禁毒防艾总动员"专版宣传报道全省禁毒防艾工作，其中包括"万名大中学生宣传禁毒防艾进万村"社会实践活动、禁毒防艾知识竞赛、艾滋病防治形势与任务网络直播等。此后几年间，云南省防艾工作依然如火如荼地展开。比如，2008年，云南省防治艾滋病工作委员会和德宏州委、州政府，瑞丽市委、市政府组织开展"禁毒防艾边疆行"宣传活动，重视并大力开展全省艾滋病防治政策宣讲及培训活动。

这些丰富多样的宣传活动，呈现出四个特点：

首先，防艾宣传活动的主体不断增多，而且变得越发多元。除了防艾卫生行政单位和防艾专业机构外，许多其他的政府机构、群团组织和事业单位甚至企业也开始主动加入防艾宣传活动，并成为核心组织者。省妇联、昆明铁路局、云南省红十字会、昆明健泽卫生健康传播有限公司、云南省健康教育所、云南省工商联、共青团云南省委、省广播电视局、省禁毒办等都是防艾宣传活动的主要行动者。这也反映了最广泛意义上云南省防艾政策网络的行动主体不断增多。

其次，形式多样，田间地头都是防艾宣传活动的主战场。比如，2000年，昆明—凭祥铁路沿线预防艾滋病宣传活动，由澳大利亚红十字会支持，经云南省红十字会培训的高校志愿者在火车上开展防艾讲座、培训。2002年，云南机场集团与港澳救世军组织、昆明"爱咨家"合作，在昆明巫家坝机场安装启动一套有关艾滋病知识的大型电脑触摸查询系统，积极发挥机场窗口的防艾宣传作用。2008年，云南省禁毒办和云南省防治艾滋病局聘任云南电视台主持人担任云南省禁毒防艾宣传形象大使及宣传员。2009年，省卫生厅副厅长参加"生命之树长青"广播节目合集推荐会，以及应邀参加在京举行的2011年世界艾滋病日主题宣讲活动等，这说明云南省防艾工作充分注意发挥"名人效应"和"领导效应"，用以支持防艾宣传工作及提高社会大众的关注度。2011年，制作播出了全国首部公益性防艾佤语电视连续剧《失落的月亮》。2015年，云南省防治艾滋病局建立了"云南防艾"微信公众号等，采用新媒体方式继续扩大云南省防艾工作在社会上的认知力和影响力。

再次，宣传对象和群体不断扩大，既关注重点人群，又重视一般大众。有针对大学生群体展开的宣传教育活动，比如，2008年，云南省健康教育所开展的大学生性与生殖健康、性疾病、艾滋病、毒品防治知识科普宣传活动；针对铁路职工、家属和乘客展开的宣传，如昆明铁路局组织开展防治艾滋病宣传"进列车、进车间、进家庭"系列活动；针对企业职工，云南省工商联、云南省防治艾滋病局、共青团云南省委2011年在昆明共同启动红丝带健康包"百校进企业"活动；针对外来务工人员，由国务院防治艾滋病工作委员会办公室和云南省防治艾滋病工作委员会共同举行"禁毒防艾进工地——劳动者健康行"主题宣传活动；针对农村居民，云南省委宣传部、省广播电视局、省禁毒办、省防治艾滋病局开展了2012年度全省禁毒防艾农村公益电影放映宣传活动；2015年，云南省防治艾滋病工作委员会开展"云南防艾微信平台暨高校学生微信有奖答题活动"。

最后，防艾宣传活动具有延续性和可持续性。比如，云南省妇联一直坚持牵头并与省综治办等多部门合作，把"拒绝毒品，不让艾滋病进我家"等宣传教育关爱系列活动，拓展延伸至县。2013年的云南省青春红丝带——"三进"防艾宣传教育活动，不断把防艾宣传活动向更广的社会面延伸。多年来，每年的"12·1"世界艾滋病日，云南省都要举行一系列防艾宣传活动，始终对艾滋病疫情保持警惕，并不忘教育和提醒社会公众切勿掉以轻心。

（三）召开新闻发布会、推介会等

通过新闻发布会和项目成果推介会等，扩大云南省防艾工作及成效的知名度和影响力，是云南省防艾政策网络宣传倡导功能的又一个明证。为此，云南省防治艾滋病局专门于2010年在省艾滋病关爱中心举办了云南省防治艾滋病新闻媒体座谈培训会。

这一新方式从2004年开始更多为云南省所采用。标志着云南省防艾工作进入到一个新的历史时期的两项重要政策文件——《云南省艾滋病防治办法》和《云南省艾滋病防治六项工程》（简称"一办法六工程"），正是通过云南省政府召开的新闻发布会，让全国、全社会甚至国外详细了解了这两项政策的有关背景、主要内容及两个文件之间互为配合的关系，也标志着全省艾滋病防治工作进入了法治化、规范化轨道。每一年，云南省防治艾滋病局都要通过召开媒体通风会、新闻发布会等，向社会各界公布艾滋病疫情及各项防治工作的进展和效果。

此后，多项国际、国内支持下的防艾项目也采取新闻发布会和推介会方式，更好地进行推广和宣传。比如，2005年8月，联合国艾滋病规划署驻华代表处、家庭健康国际、东西方中心、前景集团政策项目以及中国疾控中心性病艾滋病预防控制中心共同举办综合分析和倡导项目（A^2项目）推介会；2006年，云南省中英项目圆满结束后举办云南省中英项目成果推介研讨会，宣传公开出版的全面总结成绩和经验的三本图书;2011年,联合国教科文组织在昆明举行防艾宣传方法推广会,云南省社科院、云南省学校禁毒和预防艾滋病教学科研示范培训基地、云南省青少年禁毒教育培训基地、云南省学校防治艾滋病教育培训基地共同召开"增强艾滋病防治中的性/社会性别敏感"项目结题暨成果推介会;等等。

（四）宣传倡导功能下的获奖情况

云南省防艾政策网络的宣传倡导功能,除了提高社会大众认知水平、推广云南省防艾工作和经验、积极争取外援和支持外,还获得一些国内省内的表彰和奖项,从一个侧面反映了其成效。

在宣传材料开发方面。1998年,云南省防治艾滋病宣传教育作品——招贴画《关怀儿童 保护儿童》和《云南省预防艾滋病科普展览》分别获得由中国健康教育研究所、中国健康教育协会卫生美术创作委员会颁发的"1998年预防控制艾滋病宣传材料征集活动"奖励。2006年,云南省又在"预防艾滋病青少年责无旁贷"全国中学生绘画比赛中取得好成绩。

在利用媒体宣传防艾方面。2007年,全国妇联、卫生部表彰"预防艾滋病,健康全家人"宣传教育活动的先进集体、优秀示范区和先进工作者（妇字〔2007〕23号）,云南省有5个集体荣获"妇女艾滋病防治工作先进集体"称号,2个示范区荣获"妇女'面对面'宣传教育活动优秀示范区"称号,8名个人荣获"妇女艾滋病防治工作先进工作者"称号。2009年,中共云南省委宣传部、省禁毒委员会办公室、省防治艾滋病局联合开展了2008年度云南禁毒防艾好新闻评选活动并进行了表彰。2010年,中共云南省委党校获得"影响中国——党校艾滋病政策倡导杰出贡献奖"。2012年,云南省委宣传部等多家单位联合表彰了在2011年云南省大中专学生志愿者暑期文化科技卫生"三下乡"社会实践活动中参与禁毒防艾宣传、实践活动推广的优秀组织单位和重点团队。

二、能力建设功能

云南省防艾政策网络的宣传倡导功能及其效果，在防艾工作中是非常突出的，而且因宣传本身特点，容易为社会所关注，是"外功"的彰显。成效同样非常突出的防艾政策网络的另一个功能，则表现为内敛的"内功"，这是保证云南省防艾工作向前持续推进的基石，那就是人才培养和能力建设功能。

多年来，云南省在防艾工作中培养了一大批各类防艾人才，不仅极大地满足了云南省防艾需求，还扩展辐射到全国甚至周边国家。1996 年，云南省药物依赖防治研究所万文鹏教授因在中缅地区开展的防艾项目执行过程中培养了一批省级和当地的药物滥用和 HIV/AIDS 预防的专业人员，获得了"联合国人力资源开发奖"，成为我国获此殊荣的第一人。这也标志着云南省防艾政策网络能力建设功能的成效。

在探索培养防艾人才的过程中，云南省还获得了一些国家级培训基地的资质，比如，2005 年，云南省疾控中心成为全国艾滋病防治培训基地；2006 年，云南省艾滋病关爱中心被确定为卫生部艾滋病临床培训基地；而在更广的社会层面，除前述提到的教育系统建立的各种针对学生的宣传教育基地外，2013 年，云南师范大学商学院也成为云南省民办高校禁毒和预防艾滋病的教育培训基地。

因为培训本身早已成为云南省防艾项目和防艾工作中的常态化任务，不胜枚举，故下文仅列举了一些部分有特点的培训，以说明云南省在防艾人才培养和能力建设方面的工作和努力。

1993—1994 年，在世界艾滋病基金会资助下，美国加利福尼亚大学洛杉矶分校与云南省卫生厅合作开展艾滋病流行病调查、咨询技术和健康教育方法学三期培训，覆盖卫生行政部门、公安、教育、卫生防疫部门人员，对全省防艾工作起到了重要的促进作用。1997 年 6 月，云南省妇联实施联合国儿童基金会/云南省 HIV/AIDS 预防控制关怀培训项目，主要针对妇女儿童及相关人员开展关怀培训；9 月，福特基金会与云南省首次合作，在昆明举办了预防艾滋病高层技术培训班，省级有关委、办、厅、局具体负责预防艾滋病的管理及专业人员和各地州市从事艾滋病防治的专业人员和管理人员共计 76 人参加了培训。1998 年 2 月，联合国儿童基金会/云南省 HIV/AIDS 预防控制与关怀合作项目省级多部门培训班在昆明举办，来自 25 个省级部、委、办、厅、局和英国儿童救助会、香港乐施会、无国界医生等组织的近 80 名代表参加了学习和研讨；4 月，云南省卫生防疫站与英国海外志愿者服务社合作举办了云南省艾滋病临床诊断和护理培训班，云南省及昆明市各主要医院医务处、护理部等共 40 人参加培训。1999 年，云南省举办中国—欧盟性病艾滋病防治培训班。

2001 年，云南警官学院获得中英项目经费支持，积极探索公安机关与卫生部门合作开展防艾工作模式，并进行对外交流与培训，与老挝、缅甸、泰国禁毒警察进行专题交流，培训缅甸禁毒警察 30 人。

2002 年，在云南省卫生厅支持下，云南省疾控中心与美国艾伦·戴蒙德艾滋病研究中心/葛兰素史克公司合作，开展"三协唯（TZV）治疗艾滋病病毒感染者/艾滋病患者项目"，探索规范的艾滋病病毒治疗工作。该项目的成功经验，为云南省培养了一批治疗骨干，也为云南省艾滋病抗病毒治疗的全面开展和在全国的领先地位奠定了基础。同年，在欧洲前景集团支持下，云南妇女儿童发展中心举办"安全套社会营销"培训，目的是为了预防艾滋病，提高艾滋病防治知识知晓率。

2004 年 8 月，在美国艾伦·戴蒙德艾滋病研究中心资金支持下，云南省卫生厅启动实施 HIV-1 阳性避孕产妇抗病毒治疗和预防 HIV-1 母婴传播研究项目。艾伦·戴蒙德艾滋病研究中心还负责提供医务专业人员培训、项目管理、治疗和检测方案成立、监测评估等方面的技术支持，旨在探索一个有效、可行、安全的孕妇治疗模式，并为国家制订相关方案提供参考。8 月，在联合国艾滋病规划署支持下，云南警官学院启动实施"云南公安民警预防艾滋病骨干师资培训项目"。

2005 年，在亚太艾滋病机构服务委员会支持下，云南省药物依赖防治研究所启动实施艾滋病"预防、治疗和倡导"（PTAP）项目，通过"常青树小组"和云南广播电台合作，推出一档名为"生命之树常青"的广播节目。通过与云南尚义律师事务所合作，为在滇的广大律师进行了艾滋病法律方面的培训，并在律师们的支持下开始为药物滥用人群和艾滋病感染者提供免费的法律援助。在官渡区强制戒毒所和昆明市戒毒所开展培训，为全省在监管羁押场所开展艾滋病监测、咨询、治疗及转介工作进行了有益探索。

2009 年 4 月，中国红十字总会主办、云南省红十字会承办的"艾滋病同伴教育核心主持人复训班"在昆明举办。5 月，云南省艾协与云南省民政厅民管局联合举办防治疾病类社会组织能力建设培训班。

三、合作执行功能

云南省防艾政策网络最核心的功能，即从防艾项目中形成发展，尔后反过来作用于防艾项目，从而推动防艾项目更有效地实施。因此，执行功能是防艾政策网络对防艾事业最直接、最重要的功能。第二章对云南省多年开展的国际国内防艾项目的回顾，一定程度上反映了防艾政策网络的执行功能。这里，更加着重于介绍和分析推动这些防艾项目形成的对外交流与合作功能。

（一）积极进行国际交流合作

1. 与联合国体系的国际组织进行交流合作

世界卫生组织是最早关注中国艾滋病疫情的联合国体系的国际组织之一，长期以来，对云南省艾滋病疫情和防艾工作给予了许多支持和帮助。早在1991 年，世界卫生组织艾滋病专家温斯特就到达云南省德宏州考察当时艾滋病流行情况，特别听取了瑞丽县的艾滋病情况汇报，并访问了艾滋病病毒感染者。2005 年，世界卫生组织西太区主任尾身茂（Shigeru Omi）博士访问云南，并对云南省防艾工作给予赞扬。2007 年，世界卫生组织专家到云南省进行抗艾滋病病毒药品管理与供应项目的前期调研。这些访问、考察、调研活动，为云南省争取防艾国际资金和技术支持奠定了重要的合作基础。

联合国开发计划署是推动云南省艾滋病防治工作以及与周边国家进行防艾合作的积极推动者。1994 年，在国家经贸委、卫生部安排下，云南省政府与联合国开发计划署代表会谈，商议合作开展艾滋病防控项目。联合国开发计划署专家对思茅地区孟连县 HIV/AIDS 工作现状及今后艾滋病控制项目进行考察调研。1995 年，联合国开发计划署专家等 7 人组成的联合工作组来昆进行考察，并与省政府领导、省艾滋病防治领导小组成员单位、省卫生厅相关领导进行会谈。2002 年，在联合国开发署东南亚区项目协调下，中国云南—越南双边流动与艾滋病备忘录和联合行动项目磋商会议在云南省河口县举行，初步拟定《中国河口—越南老街流动人口与艾滋病防治双边联合行动项目提纲》文件。2012 年，联合国副秘书长兼联合国开发计划署副署长吕贝卡·格林斯潘一行访问云南，了解云南省防艾工作的新进展。

联合国儿童基金会也是最早在云南省开展防艾项目的国际组织之一。1997 年，应卫生部邀请，联合国儿童基金会驻华代表来云南进行访问，联合国儿童基金会、联合国艾滋病规划署、中国卫生部、云南省艾滋病防治领导小组进行正式会议，商讨预防控制艾滋病合作项目的组织、实施、资金管理、监督等具体事宜并达成共识。2000 年，联合国儿童基金会驻华代表贾德一行3 人访问云南，并就第二周期联合国儿童基金会/云南省 HIV/AIDS 预防控制与关怀合作项目合作事宜进行商谈。2010 年，联合国儿童基金会亲善大使及相关官员来云南考察。

联合国教科文组织也对云南省防艾工作给予了关注和支持。2007 年，其项目官员到云南亲自对景颇族艾滋病关怀项目进行指导。

联合国艾滋病规划署作为较晚成立的联合国体系国际组织，最为关注云南省艾滋病疫情，积极倡导推动云南省防艾工作。2005 年 6 月，联合国艾滋病规划署主任彼得·皮奥特（Peter Piot）博士和美国全球艾滋病协调员兰德尔·托巴斯（Randall Tobias）大使等一行 17 人考察云南艾滋病防治工作。11 月，亚太区主任普拉萨达又到云南考察注射吸毒人群治疗和需求状况。项目官员施贺德和驻华协调员马克分别于 2009 年、2010 年来云南考察防艾工作。

2. 与国外的非政府组织进行交流合作

除了联合国体系的国际组织外，云南省防艾工作的对外交流合作还反映在与更加多元化、多样化的国际非政府组织和国外非政府组织的充分交流与合作上。这些交流与合作，更加注重防艾项目的细节问题和具体对象，并延伸至科研、培训等多个领域的项目合作。

全球基金是云南省防艾项目在 2004 年后的重要参与者。其项目负责人多次到云南进行交流、考察。2005 年，全球基金项目东亚及太平洋地区项目负责人、英国国际发展部驻华代表等一行到红河州考察艾滋病防治合作项目开展情况。2009 年，全球艾滋病基金会古斯比（Goosby）一行考察昆明市防艾工作。

美国的许多非政府组织和防艾机构多次到云南省考察，除了前述的中美项目等防艾项目外，还注重疫苗研制、母婴阻断等技术的共同合作。早在 1992 年，美国艾滋病基金会主席赛尔伏曼博士就来到云南，并与云南省卫生厅进行了会谈，试图把一个三年投资合作计划引入云南。同年 9 月，赛尔伏曼博士再次来滇访问，进行考察和商洽合作事宜。

美国艾伦·戴蒙德艾滋病研究中心则是另一个多年来多方面与云南省交流、互动的科研机构。2001 年，云南省卫生厅就与其专家就艾滋病治疗与疫苗研制合作问题进行首轮正式会谈，中国预防医学科学院也出席了会谈。

2003 年，美国艾伦·戴蒙德艾滋病研究中心的何大一教授访滇，与云南省艾滋病防治领导小组办公室、省疾控中心、中科院生物所领导及专家展开会谈。2008 年，何大一教授一行再次考察云南省艾滋病防治合作项目实施情况。2009 年，何大一教授还深入临沧市考察艾滋病防治工作。

美国克林顿基金会也一直关注云南省防艾工作。早在 2004 年，基金会主席艾拉·梅格瑞纳等人就考察了云南省艾滋病防治工作，对云南省争取资金援助、促进云南省防治艾滋病六项工程的实施，尤其是对艾滋病抗病毒治疗工作的支持具有重要意义。次年，美国前总统比尔·克林顿访问昆明。2009 年，克林顿基金会亚太地区项目总监商如璧深入红河州考察艾滋病项目工作。

此外，美国的一些医药企业和非政府组织也到云南了解防艾工作。2004 年 9 月，致力于艾滋病药品研发的美国默克公司副总裁访问了云南。11 月，应卫生部邀请，家庭健康国际艾滋病机构全球总裁彼得·兰特里一行考察云南省中美艾滋病合作项目，以进一步加强对项目的技术支持。2008 年，中美全球艾滋病防治项目美国驻华办事处主任卜特瑞（Bulterys）到云南考察。2009 年，美国扶轮社主席兹莱纳明威一行来滇考察。

除了英国政府支持的中英项目外，英国的非政府组织也是云南省防艾工作的支持者。2004 年，英国贝利·马丁基金会主席参加"大理市第二人民医院·佩吉健康中心"落成典礼暨揭牌仪式。2005 年，英国红十字会来滇考察"艾滋病预防与关怀"项目，其负责艾滋病项目的官员 2008 年到丽江进行实地考察。

此外，2010 年，澳大利亚艾滋病亚洲区域项目办公室主任穆克塔·夏尔马一行考察了云南，红十字国际联合会代表还深入大理考察艾滋病预防与关怀工作。

3. 与国外政府部门进行交流合作

如前述防艾项目中提到的，英国国际发展部、澳大利亚国际发展署、美国国际发展署等是云南省国际防艾项目的重要支持者。这些项目的基础是我国政府与这些国家政府之间签订的合作协议，共同进行艾滋病领域的交流与合作。2000 年，英国国际发展部国务大臣访问云南，对云南省中英性病艾滋病防治合作项目准备工作情况进行了了解。2005 年 2—11 月，英国国际发展部官员多次到云南考察中英性病艾滋病防治合作项目。

澳大利亚政府支持的防艾项目主要通过澳大利亚国际发展署来推行。2001 年，澳大利亚政府决定，将拨款支持部分东南亚国家和我国云南省、广西壮族自治区开展区域性艾滋病防治活动。8 月，澳大利亚艾滋病项目设计团抵达昆明，与云南省卫生厅、外经贸厅、公安厅、教育厅等会晤，并进行现场考察。2007 年，澳大利亚国际发展署副署长考察云南省中澳艾滋病亚洲区域项目。

美国政府部门和相关机构也多次到云南省进行交流。2001 年，为了解云南省艾滋病防治工作现状，以便进一步开展有针对性的合作，美国疾控中心艾滋病专家来滇访问。2005 年 3 月，美国驻华大使雷德等一行抵达昆明，就云南省与美国国际发展署合作开展的艾滋病防治项目进行考察。11 月，以美国国际发展署亚太卫生办公室副主任为团长的美国政府考察团到云南考察防治艾滋病工作。2006 年，美国驻华使馆官员到陇川县考察艾滋病防治工作。2007 年，美国全球艾滋病协调办公室主任马克·戴博大使一行访滇，美国国际发展署亚太区主任卡纳斯对中美艾滋病防治项目进行考察，美国国际发展署考察团并赴红河州督导考察，美国国际发展署近东局助理局长沃德也访问了昆明。

此后，云南省还拓展了防艾领域的对外交流国家，开始有越来越多的亚洲特别是东南亚、南亚国家政府部门和机构到云南进行交流与合作。2007 年，印度卫生与家庭福利部考察团来云南考察防艾工作。2008 年，印尼国家艾滋病防治委员会考察团访滇，14 个非洲国家艾滋病防治代表团到云南省参观访问。2009 年，越南艾滋病防治考察团来昆考察交流。2010 年，云南省卫生厅与越南河江省卫生厅就艾滋病防治跨境合作举行双边会谈。2011 年，中国云南—老挝北部合作工作组第五次会议要求继续开展边境疾病联防联控。2012 年，越南公共卫生代表团对云南省进行访问，柬埔寨国家防治艾滋病机构主席努索昆（Nuth Sokhom）一行访滇，越南卫生部艾滋病控制局访华团考察云南省艾滋病防治工作情况。2013 年，国家卫生计生委、云南省卫生厅等与缅甸卫生部领导举行中缅双边公共卫生领域合作会谈，还召开了"国家卫生计生委中越老缅边境地区艾滋病、疟疾、登革热、鼠疫联防联控项目座谈会"。

（二）努力争取国家支持

如前述，中央财政资金是云南省防艾工作最主要和最重要的投入。云南省多年来一直积极努力争取中央资金，夯实云南省防艾工作基础。其中包括，充分利用国家部委和机构到云南省的工作机会，主动汇报，争取国家支持的防艾项目和技术支持等。

1. 向卫生部和相关机构争取支持

首先是认真接待卫生部领导和考察团，虚心听取意见和建议，争取支持。1999 年，卫生部副部长等组成的卫生部调研组到云南检查与调研防艾工作。2003 年 8 月，中国疾病预防控制中心副主任一行来滇调研艾滋病防治工作，全面考察了云南省中英性病艾滋病防治合作项目开展情况。

2004 年开始，云南省防艾工作进入一个新时期，这离不开卫生部和相关机构的重要支持，通过一系列调研活动给予云南省防艾工作指导和建议。5 月，卫生部副部长兼国家中医药管理局局长一行赴云南省调研中医药、民族医药及艾滋病防治工作，并将省艾滋病关爱中心作为全国中西医治疗艾滋病的一个试点单位。6 月，卫生部副部长等到德宏州视察艾滋病防治工作。7 月，卫生部常务副部长视察德宏州艾滋病防治工作。8 月，卫生部《艾滋病预防与控制条例》立法调研组到云南开展立法调研。11 月，卫生部艾滋病专家咨询委员会专家到云南调研。

2005年3月，卫生部、司法部调研云南省重点人群筛查、数据入库直报以及有关治疗与高危人群筛查后管理等工作。5月，卫生部副部长率疾控司、医政司和中国疾控中心等视察调研云南省防治艾滋病工作。2006年，时任中国红十字会会长到德宏州视察禁毒防艾工作，卫生部和联合国艾滋病中国专题组赴红河州督导检查工作，卫生部疾控局副局长到云南省督导艾滋病防治工作。2007年，中国疾控中心性病艾滋病中心副主任到德宏州指导防艾工作，国艾办中英艾滋病策略支持项目办公室到云南进行基线调查，国家艾滋病防治综合技术督导组、国家社区药物维持治疗工作组赴云南督导检查。2008年，卫生部艾滋病防治专家委员会治疗与关怀组到红河州考察，国家艾协考察保山市艾滋病防治工作，国家督导组到云南省进行防治艾滋病和社区药物维持治疗工作督导。2009年，中华预防医学会会长一行到"云南彩云天空活动中心"考察，国艾办到德宏州考察防治艾滋病工作。2010年，卫生部重大专项督导组到德宏州督查防艾项目工作，国家卫计委副主任到德宏州调研推套防艾工作，国家艾滋病防治督导与评估调研工作组到德宏州调研。2011年，卫生部部长在昆明与防治艾滋病社会组织代表座谈。

2012年以来，云南省持续争取和把握听取上级主管机关建议的机会。2013年，卫生部疾控局副巡视员率队到红河州开展专题调研。2017年7月12日，中国疾控中心性病艾滋病预防控制中心副主任到云南省艾滋病关爱中心考察交流艾滋病抗病毒工作，听取了省艾滋病关爱中心建设情况和具体的抗病毒治疗工作的开展情况，深入交流防艾工作。

2. 其他中央机关和部门

除了防艾工作主管国家机关和机构外，其他国家单位也不断到云南省进行考察、调研，这对云南省都是重要的学习机会和争取国家多部门支持的时机。这些调研和考察活动主要出现在云南省防艾工作进入到新时期即2004年以后；除了专项调查和视察外，还采取多部门联合考察、调查的方式进行，关注的焦点和问题更加丰富，有助于云南省拓展防艾思路、深入推进防艾工作。

2004年10月，全国人大常委会副委员长视察云南省禁毒和艾滋病防治工作；12月，司法部副部长视察云南监狱系统防艾工作。2005年3月，国务院多部门调研云南省艾滋病防治工作；4月，全国人大常委会副委员长、民建中央主席视察云南省禁毒防艾工作情况；9月，全国妇联副主席及中国禁毒基金会、全国妇联办公厅、公安部禁毒局等8人，视察云南省禁毒防艾工作；10月，国务院法制办、卫生部疾控司和政策法规司一行7人来滇开展《艾滋病防治条例》立法调研。

2006年，时任国务院总理温家宝同志到西双版纳州考察调研禁毒防艾工作；司法部到云南开展"监狱犯罪HIV感染者及AIDS患者的关押和管理模式"调研，国务院督导组到云南省督导妇女儿童工作。2007年，中国关心下一代工作委员会到德宏州就关怀艾滋病致孤儿童工作进行调研；国艾办组织民政部、国家质检总局、科技部、教育部等多部门调研云南防艾工作；国家艾滋病防治项目联合督导组到云南省检查指导工作；公安部副部长、公安部禁毒局局长等到临沧视察禁毒防艾工作。

2008年，铁道部组织全国铁路系统艾滋病防治知识宣讲员到云南省现场学习，国务院研究室司长一行到云南调研艾滋病"四免一关怀"政策实施情况。2010年，全国妇联两次赴云南省调研禁毒防艾工作。2011年，全国人大常委会副委员长、全国妇联主席调研云南省妇联禁毒防艾工作。2012年，中央维稳办、公安部常务副部长到普洱市调研艾滋病关怀救助工作。

此外，云南省还接待了四川省、新疆维吾尔自治区、西藏自治区等政府考察团到云南省考察防艾工作，与兄弟省份多个单位和组织进行了有益交流。

（三）合作执行功能下的获奖情况

云南省防艾政策网络的合作执行功能，除了反映在对外交流合作和防艾项目具体执行上，也表现为整体工作所获得的国家认可和表彰，以及一些个人在防艾项目执行中的卓越贡献所获得的国家级和国际级奖项。

从整体来看，1999 年，云南省 14 个集体和 35 名个人荣获全国预防与控制艾滋病性病先进集体和先进个人称号。2007 年，云南省 1 个集体、3 名个人获全国中医药治疗艾滋病试点工作先进集体和个人称号；云南省受艾滋病影响儿童关怀救助项目获"中华慈善奖"。2009 年，云南省获 2008 年度全国首次艾滋病防治措施落实质量工作奖三项；云南省艾滋病关爱中心获全国医药卫生系统先进集体荣誉称号。2010 年，云南省获得个案流调、感染者管理、实验室网络建设和抗病毒治疗等全国防治艾滋病工作质量奖；云南省 2009—2010 年社区药物维持治疗工作获得全国表彰。2011 年，云南省艾滋病关爱中心感染科荣获卫生系统全国青年文明号荣誉称号。2012 年，云南省美沙酮维持治疗工作受到国艾办表彰。2013 年，云南省 8 个集体、20 名个人荣获全国防艾工作先进集体、先进个人荣誉称号。

在个人方面，2005 年，联合国艾滋病规划署授予徐荣凯、陈觉民、尹聪及云南省红十字会防治艾滋病突出贡献奖。2007 年，张建波医生荣获"贝利·马丁奖""抗击艾滋病 20 年奖"。2010 年，尹祖鸾医生荣获 2009 年度贝利·马丁基金会艾滋病防治突出贡献奖。2011 年，朱旭艳医生荣获国际治疗倡导联盟（中国区）颁发的"精忠奖（医疗护理奖）"，宋卫东护士长荣获"全国道德模范提名奖"。

除获奖外，云南省执行的防艾项目也多次得到项目支持方、合作方的较高评价和肯定。

1999 年，联合国儿童基金会/云南省 HIV/AIDS 预防控制与关怀项目圆满结束，经独立的外国专家评审团进行评审，云南省项目工作得到了较高评价，项目取得明显效果，并获得第二期资助。2002 年 10 月，时任联合国秘书长安南（Annan）在中国卫生部主持的座谈会上，以中国红十字会在云南启动的艾滋病预防项目为例，肯定了中国艾滋病宣传教育中政府部门和民间组织做出的贡献。

2004 年，世界卫生组织西太区主任尾身茂博士访问云南时高度赞扬了云南在艾滋病防治事业上所做的努力。2005 年，美国福特基金会评估了"云南省开展预防性病/艾滋病健康教育"项目，对云南省计划生育协会项目工作给予高度评价。2006 年结束的云南省中英项目被卫生部官员评价为，"中英项目的影响远远超出了云南、四川两省，并作为中国艾滋病行为干预的先驱做了大量工作，见证了中国艾滋病防治政策的发展"。英国国务大臣、国际发展署总司长、驻中国办事处主任等英方高层对项目所做的大量工作给予充分肯定和高度评价。2010 年，云南省中英艾滋病策略支持项目圆满结束，项目的产出和成果得到了英国国家发展部、中国卫生部、国艾办国家项目办的充分肯定和认可。国家级督导对云南省项目工作给予了高度评价——"云南项目工作起点高，立意深远，有深度，善于突破和创新，对当前防艾工作有较强的针对性和指导意义"。

四、学习拓展功能

（一）主动"走出去"学习

云南省防艾政策网络不仅能够对外交流合作和进行项目执行，还具备学习拓展功能，不但能够"请进来"，而且能够"走出去"，主动向外学习。

1997 年，受联合国儿童基金会邀请，云南省防艾人员到泰国进行考察，并与泰国卫生部疾病控制司就云南省和泰国彭世洛省在预防控制艾滋病合作方面进行了非正式磋商。2001 年，受美国艾伦·戴蒙德艾滋病研究中心邀请，云南省卫生厅组织 19 名防艾人员赴美国进行考察。2002 年，应英国伦敦大学皇家医学院和丹麦福瑞克逊医院的邀请，副省长陈勋儒率云南省政府代表团对英国、丹麦两国防艾工作进行考察。

2004 年开始，逐渐加大向外主动学习的力度和领域。12 月，云南省政府代表团赴博茨瓦纳考察学习艾滋病防治。2005 年，云南省卫生厅艾滋病考察团赴英国和瑞典考察艾滋病抗病毒治疗及社区关怀经验。2010 年，云南省卫生厅组团考察英国防艾工作。2011 年，云南省卫生厅代表团考察美国、加拿大、英国和瑞典的防艾工作。2012 年，云南省卫生厅访问团赴印度和柬埔寨考察交流防艾工作。

同时，云南省主动向外学习的领域也不断拓展至社会领域。2013 年，云南省考察四川省、广东省艾滋病领域政府购买服务工作。2017 年，云南省防治艾滋病局赴上海市、天津市进行考察，学习社会组织参与防艾工作。

（二）积极转化并输出"云南经验"

在学习过程中，云南省防艾政策网络进行及时转化，把所学到的技术和经验用于云南省防艾实际工作，形成防艾的许多"云南经验"和"云南模式"，并积极对外分享。

1995 年，云南省公安厅禁毒局与联合国亚太经社理事会合作的社区减少毒品需求和艾滋病预防国家级项目经验得到亚太经社理事会肯定，并在东南亚八国进行推广。1996 年，瑞丽市中缅边境开展"跨边境的以社区为基础减少毒品需求和预防艾滋病项目"得到评估会与会代表的一致认可，并在东南亚六国进行推广。

2004 年，云南省卫生厅应邀参加了在泰国曼谷举行的第十五届世界艾滋病大会，并做了专题报告，介绍了云南省艾滋病防治政策和实施状况，特别是监测数据与"六工程一办法"政策，积极争取国际社会的支持。2005 年，卫生部以云南省德宏州瑞丽市和缅甸木姐市为突破口，在中缅边境地区举办了"中缅边境地区艾滋病防治战略规划与合作研讨会"，标志着云南省艾滋病防治跨境合作工作的启动，云南省专门成立省级项目协调领导小组等。

2008 年，卫生部在云南省德宏州瑞丽市和西双版纳州勐腊县启动了"艾滋病联防联控项目",2010 年拓展至 7 个县,双方合作进一步加强。截至 2013 年,云南省卫生厅分别与越南西部三省和老挝北部五省举办了中越和中老边境联防联控研讨会,并形成了边境省间合作备忘录。2011 年,卫生部向老挝南塔省捐赠艾滋病检测初筛实验设备,云南省防治艾滋病局分别选派设备技术专家和省、州、市三级疾控中心实验室专家组成技术专家队伍,赴老挝南塔省并对其防艾人员进行了设备的使用、维护、HIV 检测操作技能为核心内容的系统培训,共同推进在疾控领域的合作伙伴关系。

（三）正视挑战主动汇报

云南省防艾政策网络学习拓展功能的另一个表现就是:正视挑战,不回避问题,主动汇报,积极争取支持。正如作为艾滋病疫情重灾区的德宏州,多年来一直得到重视和支持,正是因为云南省积极主动汇报、真实反映情况所得到的。1999 年,德宏州有关部门、单位向云南省与卫生部传染病防治监督办共同组成的《中华人民共和国预防与控制艾滋病条例》调研小组如实反映了修改意见。2002 年,云南省艾滋病防治领导小组办公室向卫生部疾控司上报了云南省德宏州为全国艾滋病防治重点地区的报告。德宏州被列为全国艾滋病防治重点地区后,针对经注射吸毒传播艾滋病开展综合防治工作,形成许多防艾领域的"德宏经验"。

2004 年 4 月,时任云南省副省长吴晓青在全国艾滋病防治工作会议上汇报云南省艾滋病防治工作。11 月,时任云南省省长徐荣凯出席国务院防治艾滋病工作委员会第二次全体会议,并汇报云南省 2005 年的工作情况和存在的问题。2006 年,全国妇联主席顾秀莲专题听取云南省妇联参与禁毒防艾工作情况汇报。同年,时任云南省省长徐荣凯向时任中共中央总书记胡锦涛同志书面报告云南省贯彻落实中央领导同志指示精神,积极开展禁毒和防艾工作有关情况。

2007 年,云南省防治艾滋病局上报《拟请中央及国家有关部门继续支持云南省防治艾滋病工作的请示》。2011 年，云南省防治艾滋病工作委员会、省卫生厅副厅长、省防治艾滋病局局长徐和平和云南省药物依赖研究所副所长李建华参加时任国务院总理温家宝同志主持的防艾座谈会。

此外，通过领导参加具体防艾项目的总结会，比如，云南省防治艾滋病工作委员会副主任、省卫生厅副厅长、省防治艾滋病局局长徐和平亲自参加"中英艾滋病防治及策略支持项目总结会""中国卫生部与美国克林顿基金会艾滋病治疗与关怀合作项目终期总结会"等，把防艾工作中的问题做进一步深入探讨，获得不同的看法和意见，有利于不断推动云南省防艾事业向前发展。

（四）学习拓展功能下的上级评价

多年来，云南省防艾工作不仅得到国家的重视和支持，还得到中央领导和上级部门的肯定和良好评价。

1997 年，卫生部王钊司长带领由卫生部、国家计委社会发展司、中国预防医学科学院、北京血液中心组成的 5 人调查组到云南省调研艾滋病防治工作，并形成《云南省艾滋病防治工作调查报告》，对云南省防艾工作中政府领导重视、机构建立完善、多部门协调配合、防治专业网络和健康促进试点工作等方面所做的工作给予了较高评价。1998 年，全国人大教科文卫委员会检查云南省执行《传染病防治法》的情况，检查重点为全省的艾滋病防治工作情况。通过在省、州、市及乡、村级的实地检查，执法检查组对云南省艾滋病防治工作给予了肯定。

2002 年 6 月，云南省红十字会致函中国红十字会，建议将防艾工作纳入领导履职考核，加强干预、投入、管理及队伍建设。12 月，时任中国红十字会会长彭珮云将该函呈送时任国务院副总理李岚清同志。时任国务院副总理李岚清同志对云南省艾滋病防治工作做出重要批示：要求云南省委、省政府采取一整套综合整治措施，坚决遏制艾滋病流行势头，同时要求卫生部密切配合和帮助云南艾滋病防治工作。

2004年6月，云南省《德宏保山禁毒和艾滋病防治调查报告》引起中央领导对云南禁毒和艾滋病防治工作的高度重视。10月，时任中共中央总书记胡锦涛同志、时任国务院总理温家宝同志、时任国务院副总理吴仪同志等，均对云南省艾滋病防治工作做出重要批示。时任国务院副总理吴仪同志主持召开专题会议，研究部署云南省禁毒和艾滋病防治工作。12月，国务院印发《关于进一步支持云南省加强禁毒和防治艾滋病工作方案的通知》（国函〔2004〕103号）。

2006年，时任中共中央总书记胡锦涛同志、时任国务院副总理吴仪同志对《云南省贯彻落实中央领导同志指示精神，积极开展禁毒和防治艾滋病工作情况报告》做出重要批示；时任中国红十字会会长彭珮云就防艾工作致信云南省红十字会；时任国务院副总理吴仪同志肯定云南省红十字会的禁毒防艾工作。2007年，国务院召开多部门支持云南省防艾工作会议。

2008年，时任国务院总理温家宝同志视察云南并对禁毒防艾工作做出重要指示。2009年，在受艾滋病影响儿童福利保障工作会议上，民政部发布推广艾滋病致孤儿童救助安置"云南模式"。

五、研究创新功能

（一）积极开展防艾科学技术研究

云南省防艾政策网络还发挥了重要的研究创新功能，主持了多项国家级课题研究，为防艾科学研究工作做出了贡献。2005年3月，科技部、卫生部、国家中医药管理局与河南省政府、云南省政府联合推出防艾科技行动。云南省副省长吴晓青代表云南省政府签署省部局联合实施防艾科技行动协议，表明了云南省对防艾科学研究的重视。

早在1991年，云南省就参与了国家"八五"攻关课题"中国HIV感染的流行因素和传播特点的研究"项目。通过在瑞丽、陇川、潞西开展为期五年的研究工作，首次发现云南存在 HIV-1 C 亚型毒株，证明吸毒人群艾滋病病毒感染的来源除缅甸、泰国外，还有一部分是从印度传入。1996 年，云南省中医中药研究所与中国中医研究所合作，参加国家"八五"攻关课题"AIDS 的中医治疗研究"——云南分课题研究工作。

云南防艾科研的主要参与者是云南省疾控中心和云南省药物依赖防治研究所。2003 年，中国疾控中心与云南省商谈"中国综合性艾滋病研究项目"。"中国综合性艾滋病研究项目"由美国国立卫生研究院发起和资助，旨在辅助艾滋病的基础和临床研究，为全世界尤其是发展中国家的艾滋病防治提供切实可行的措施。在卫生部领导下，中国疾控中心牵头，组织国内外科学家形成中国项目的核心队伍，通过竞争获得全球第一个大型项目。

2004 年 1 月，云南省疾控中心与美国国际发展部合作开展艾滋病性病资料综合分析项目，率先将亚洲流行模型（AEM）引入中国，通过全面收集艾滋病的生物学、行为学和防治信息，进行艾滋病疫情趋势预测、防治效果评估和资源需求分析。10 月，在科技部支持下，云南省启动实施"十五"科技攻关项目"云南省艾滋病综合防治研究"。2004—2007 年，云南省药物依赖防治研究所在中英性病艾滋病防治合作项目、国家"十五"科技攻关计划项目和中国卫生部支持下，先后开展了"社区 HIV/AIDS 综合干预模式研究"和"傣族地区艾滋病健康教育与行为干预模式研究"。2008 年，国家科技部对云南参与的"艾滋病、病毒性肝炎等重大传染病防治"科技重大专项进行论证调研。2009 年，云南省启动实施"十一五"国家科技重大专项"云南省防治艾滋病规模化现场流行病学和干预研究"。2011 年，云南省疾控中心滚动实施"十二五"国家科技重大专项"云南省防治艾滋病规模化现场流行病学和干预研究"。2013 年，云南省实施了"十二五"国家科技重大专项课题艾滋病高危人群的综合干预技术研究子课题分题二。

此外，2009年，云南省妇幼保健院开展云南省艾滋病感染母亲所生儿童保健随访管理经验探索。

随着防艾工作的全面展开，防艾科学研究的领域不断拓展，从单纯的自然科学研究课题，延伸至社会科学领域。2005年，云南省艾协与中国艾协合作开展了首次全省艾滋病防治非政府组织现状调查。2008年、2011年、2013年，在全球基金支持下，云南省艾协继续深入调查。这也开启了防艾领域科学研究的新方向，从社会科学的角度拓展防艾科研内容，更加丰富了防艾科学研究的视野。

（二）召开经验交流与分享研讨会

除了科研项目，云南省还积极召开研讨会和经验交流会，全面介绍和传播防艾领域各方面的科研成果和技术知识。

在防艾工作的早期阶段，卫生部、云南省政府和联合国开发计划署、福特基金会联合在昆明举办了"艾滋病对社会经济发展影响地区研讨会"。1992年2月，中国香港、澳门地区，全国人大、国务院及有关部委办局、科研机构及卫生系统的代表170多人参加会议，另有来自印度、泰国、缅甸、老挝、越南等国家及国际组织的外宾42人。该会议是云南省卫生厅具体承办的首个高规格的区域性国际会议，会议加强了预防和控制艾滋病地区间和国际间的合作，动员社会各界积极参与预防和控制艾滋病的工作。会议的召开对云南省的防艾工作起到了较好的推动作用，对云南省争取艾滋病防治国际援助具有十分重要的意义。

此后，云南省以卫生部门为主、其他部门为辅，召开了一系列主题多元的研讨会。主要有：1995年，云南省教委承办中国联合国教科文组织全国委员会和国际学校禁毒中心委托的"学校禁毒及艾滋病教育地区研讨会"；1998年，在联合国艾滋病规划署资助下云南省艾滋病防治领导小组在红河州河口县召开中越边境流动人口性病艾滋病预防控制工作会议，对控制中越双方艾滋病的蔓延具有积极意义，增强了中越双方在艾滋病预防和控制方面的合作和双边跨境流动人口的管理；1999 年，由卫生部疾控司主办，云南省卫生厅与中国预防医学科学院联合承办，公安部禁毒局、联合国艾滋病规划署、联合国开发计划署、联合国儿童基金会、世界卫生组织协办的"中国艾滋病预防与控制干预国际研讨会"在昆明召开，各省卫生部门、重点省份公安部门、妇联、铁道部、总工会、教育部等单位的工作人员，各领域专家及外宾约 140人参加会议。

2000 年 11 月，在澳大利亚国际发展署和联合国儿童基金会的支持下，云南省教育厅在昆明举办"澜沧江—湄公河次区域国际儿童论坛"，来自泰国、越南、老挝及云南省共 60 余名教育专家及学生参加该论坛。12 月，受卫生部国际合作司、疾病控制司、英国国际发展部的委托，由国家中英性病艾滋病防治合作项目办公室主办，云南省中英性病艾滋病防治合作项目办公室协办的"性健康需求评估研讨会"在昆明召开。卫生部邀请了 14 名外国专家在会上介绍了国际方法和经验。

2001 年，联合国开发计划署东南亚艾滋病发展项目办公室在昆明召开了"第二届联合国区域任务组流动人口和艾滋病易感性工作会议"，6 个国家代表参加会议。2002 年，云南省艾滋病防治领导小组办公室组织召开了云南省艾滋病预防控制国际合作项目经验交流会，卫生、公安、广电、教育等单位，部分州市及县区，中英项目国家项目办，英国救助儿童会，国际爱心扶贫组织，欧洲前景集团等 27 个机构及组织的代表共 60 人参加会议。2003 年，在中英项目资助下，云南省艾协在昆明举办非政府组织参与防艾工作论坛，18个部门及国内外组织共 47 人参加会议。经过多年努力，论坛已经成为非政府组织与政府部门、防治机构、不同类型与不同层次非政府组织之间进行工作交流、人际沟通、增强团结协作的工作平台和桥梁。

2004 年以后，云南省防艾领域的研讨会呈现密集的新态势，既有行为干预技术和医学技术等自然科学方面的，又有防艾政策、组织等偏向社会科学主题的研讨会。2005 年 4 月，云南省政府在昆明与清华大学、哈佛大学共同举办全省领导干部禁毒和防艾工作研讨班。6 月，云南省卫生厅与中国医学科学院艾滋病研究中心举行座谈会，就联合申报美国 NIH 海外艾滋病临床试验网络、美国艾伦·戴蒙德艾滋病研究中心与云南合作开展母婴传播阻断研究等进行讨论。7 月，国家禁毒委员会办公室、公安部监管局与"中英项目"办公室在昆明联合召开"禁吸戒毒和防治艾滋病研讨会"。9 月，由卫生部和联合国艾滋病中国专题组主办，中国疾控中心和云南省卫生厅承办的第三届艾滋病防治国际合作项目经验交流会在昆明召开。来自 30 多个国际多边、双边机构，国内外非政府组织，20 多个国务院防治艾滋病工作委员成员单位，全国各省卫生厅及疾控中心的代表共 237 人参加了会议。9 月，由云南省科学技术协会、云南省卫生厅、中华医学会、中华预防医学会、中国性病艾滋病防治协会、云南省防治艾滋病工作委员会办公室共同举办的中国昆明艾滋病防治论坛暨云南省第二届科学技术论坛召开，来自中国工程院、中国科协、卫生部的有关领导和部门等约 800 人参加了论坛。12 月，由海洛因成瘾者社区药物维持治疗试点国家工作组主办，云南工作组承办，"全国海洛因成瘾者社区药物维持治疗试点工作总结暨经验交流会"在昆明召开。中美艾滋病防治合作政策项目中国总部主办的"云南省艾滋病政策研讨会"也在昆明召开，省政府及各职能部门、大学、非政府组织、政策项目以及感染者代表共计 37人参加了会议。

2006 年，全国预防艾滋病母婴传播工作暨现场经验交流总结会在开远市召开，艾滋病自愿咨询检测（VCT）工作研讨会在昆明举办。2007 年，全球抗击艾滋病、结核病和疟疾基金理事会第 16 次会议在昆明举行，国家民委文宣司主办的国家民族地区艾滋病防治工作研讨会在红河州召开，云南省防治艾滋病工作委员会办公室召开防治艾滋病对外合作经验交流会。2008 年，社区药物维持治疗工作国家级工作组开展社区药物维持治疗受治者有关公民待遇情况调查。2009 年，昆明召开"与 HIV/AIDS 有关恶性肿瘤流行情况临床干预和预防控制国际研讨会"。2011 年，云南省防治艾滋病局召开云南省预防艾滋病母婴传播国际合作项目成果研讨会。

2012 年，云南省药物依赖防治研究所在北京举办"社区戒毒康复与美沙酮维持治疗资源整合政策倡导研讨会"。2013 年，全国性病艾滋病丙肝防治工作会议、重点省份艾滋病防治工作座谈会等均在昆明召开。

（三）积极配合督导及评估工作

云南省防艾项目需要接受督导，防艾工作也有上级部门专门、专项进行的考察和评估，这些都是促进云南省防艾事业不断发展的外部专业力量。云南省在积极配合督导和评估工作的同时，也抓住机会、认真听取专家意见，不断从问题中寻找更好的防艾措施和办法。

2001 年，中英项目国家项目办组织由国家级及省级有关单位和专家组成的评估团，对云南省开展性病艾滋病监测能力进行评估。2003 年，卫生部第三届专家委员会流行病学与管理干预组第一次年度工作会议在云南召开。专家组赴德宏州和保山市调研，并为云南防治艾滋病工作提出建议。

2006 年，国务院防治艾滋病工作委员会办公室在云南开展《艾滋病防治条例》立法后评估。2008 年，预防艾滋病母婴传播联合技术专家团在云南开展评估工作，云南省中英策略支持项目对在滇的项目进行调查。2009 年，卫生部妇社司督导组对保山市开展预防艾滋病母婴传播工作督导和评估。2011年，中国疾控中心性病艾滋病预防控制中心、云南省防治艾滋病局、德宏州防治艾滋病工作委员会办公室组成联合评估组对德宏州防治艾滋病工作（2005—2010 年）进行评估。

2012 年，中澳项目终期评估团到云南进行项目评估，国务院防治艾滋病工作委员会办公室计划督导部到红河州开展艾滋病防治督导与评估框架预实验。

（四）研究创新功能下的获奖情况

云南省防艾政策网络的研究创新功能，除了有力支持了防艾实践工作外，还收获了一些国家级、省级科研奖项，并在国际知名期刊发表论文。比如，2008年，云南省疾控中心论文"The changing face of HIV in China"在 *Nature* 杂志上发表，标志着云南省防艾科研创新的能力不断提高。

多年来，2项成果获得国家科委科技进步二等奖，分别是：云南省参与的"药物成瘾机制及综合干预模式研究与应用"（2014），"我国艾滋病新流行形势下的综合防控策略及应用研究"（2015）；三等奖2项，分别是：云南省参与的"艾滋病的血清流行病学调查和病毒分离的研究"（1991）和"云南省瑞丽流行区艾滋病生物学和分子流行病学研究"（1997）。

1998年，"云南省瑞丽市等地HIV感染者流行因素和艾滋病传播特点的研究"获卫生部医药卫生科技进步二等奖。有2项成果获得中华预防医学会奖励，分别是"云南省艾滋病综合防治研究"（2009年，科学技术奖三等奖）和云南省参与的"我国艾滋病母婴传播模式及综合预防策略研究"（2011年，科技技术奖二等奖）。

此外，2007年，云南省艾滋病关爱中心副院长周曾全因长期在艾滋病母婴传播阻断方面的研究贡献，获"全国卫生系统先进工作者"光荣称号。2010年，云南省开发的两个制剂被全国中医药治疗艾滋病试点项目选用。2011年，云南省药品不良反应暨药物滥用监测中心获国家通报表彰。

云南防艾科研获得了更多的省内奖项。其中，云南省科技进步一等奖1项："云南省20年艾滋病流行规律及综合防治研究与应用"（2010）；三等奖10项，分别是："在我国吸毒人员中首次发现HIV感染的研究"（1989）、"云南省HIV/AIDS的流行现状及趋势研究"（1992）、"云南省HIV1和HIV2合并感染研究"（2000）、"药物滥用系统干预方法学"（2000）、"注射吸毒者减少伤害同伴教育干预项目"（2003）、"325 例 HIV/AIDS 临床流行病学和免疫功能状况研究"（2003）、"云南省艾滋病综合防治评估体系研究"（2007）、"云南省 HIV 毒种库建设及分子流行病学研究"（2007）、"云南预防艾滋病母婴传播监督评估体系建立和运用研究"（2011）、"德宏州美沙酮维持治疗六年探索研究与应用"（2012）。

另外，"云南省 HIV 感染者中 HTLV 感染的研究"（1997）、"云南省艾滋病行为监测研究"（2005）、"艾滋病流行对云南省社会经济影响研究"（2008）、"云南省高危人群及孕产妇人群 HIV-1 新近感染率及流行趋势变化研究"（2009）、"干血斑（DBS）DNA 检测技术在婴儿 HIV-1 早期诊断中的应用研究"（2012）共五项课题获得云南省卫生厅医药卫生科技成果三等奖。

本章对云南省防艾政策网络不断形成发展的功能及成效进行宏观概括、提炼分析。从下一章开始，本研究转向微观视角下 1986 年以来云南省各种类型的防艾组织或机构——云南省防艾政策网络具体的行动主体，并对这些组织的成立、发展及变化，以及各自不同的职能和作用进行研究分析。

第二篇 **02**

云南省防艾政策过程中的
行动主体与网络结构

第四章

云南省防艾政策网络行动主体的发展与变化

无论是防艾项目还是从防艾项目实践中不断发展而来的防艾政策网络，都必须有行动主体，才能实施项目、形成网络。因此，对行动主体的发展变化进行梳理，是展现云南省防艾政策网络演变的重要视角之一。

自 1986 年 1 月卫生部下发《关于加强艾滋病疫情管理的通知》、1989 年云南省首次发现本土艾滋病病毒感染者以来，云南省高度重视并及时加强了防艾工作的领导机构和相关组织的建设，对云南省防艾政策网络的形成和发展起到了关键作用。如果没有这些机构的成立和发展，云南省防艾政策网络就不会呈现多元行动主体积极互动协调的良好局面。这些具体机构的成立和运行，承担了防艾工作中重要的具体职能，并形成云南省防艾政策网络的核心结构。以下以 2004 年和 2012 年两个时间节点为例，分三个阶段分析云南省防艾政策网络不同类型行动主体的发展变化情况。

一、1986—2003 年云南省防艾政策网络行动主体的发展与变化

（一）政府机构

1. 云南省艾滋病防治领导小组

1990 年 3 月，为进一步加强对全省艾滋病防治工作的领导，云南省政府

批准成立了云南省艾滋病防治领导小组（云政发〔1990〕62 号），同时撤销原云南省防治传染病领导小组。时任副省长陈立英担任组长，此后皆由副省长担任组长。云南省艾滋病防治领导小组的成立，标志着云南省防艾工作最高领导机构的成立以及对全省防艾工作统筹规划、指挥协调的正式开始，也标志着防艾政策网络中处于领导地位的核心行动主体之一的出现，为防艾政策网络的形成奠定了重要的结构基础之一。

云南省艾滋病防治领导小组办公室设在省卫生厅，具体负责防艾工作的日常事务。

云南省艾滋病防治领导小组成员的发展变化，反映了不断形成发展的防艾政策网络及其结构的变化。1990 年伊始的云南省艾滋病防治领导小组成员，由省司法厅、省委宣传部、省总工会、团省委、省妇联、省卫生厅、省公安厅、省安全厅、省计委、省财政厅、省民委、省医药局、省民政厅、省旅游局、省科委、省外办 16 个省级委（办、厅、局）领导及德宏州副州长组成。州市领导也是成员之一，从防艾政策网络角度看，说明当时云南省艾滋病疫情和德宏州艾滋病疫情具有很高的重合性，即德宏州是疫情重点和中心地区，因此，才需要把州市领导纳入该领导小组。这体现了云南省防艾政策网络从一开始具有的灵活性、针对性和多层级性。

随着艾滋病疫情的发展、防艾工作内容的变化、防艾项目的不断增加，云南省艾滋病防治领导小组成员发生了变化。1994 年，成员单位从 16 个增至24 个（云政发〔1994〕231 号），新增了省计生委、省劳动厅、省交通厅、省广电厅、省工商局、省新闻出版局、省医药局医药行业管理办、昆明卫生检疫局。云南省防艾政策网络的行动主体增加，表明动员多部门参与艾滋病防治的能力增强。

值得注意的是，由于疫情首先出现在德宏州而且较为严重，因此德宏州人民政府在 1990 年 5 月成立了德宏州艾滋病防治工作领导小组，成员由 18 家单位和部门组成。这为艾滋病疫情蔓延至其他州市后云南省采取的应对方式提供了前期经验和做法，即应对艾滋病疫情必须要有专门的机构和管理系统。1997年，云南省艾滋病防治领导小组要求（云艾领发〔1997〕3号），各州（市、县）人民政府、行政公署要尽快建立健全与本地实际相适应的专（兼）职办事机构及管理系统，协调做好当地艾滋病的预防控制工作。各乡（镇）、行政村、街道办事处（居委会）等基层单位要制定专人负责开展预防控制艾滋病的具体管理和服务工作。云南省防艾政策网络的政府行动主体在广度和深度上不断拓展，表明动员多部门、多层级参与防艾的能力进一步增强了，同时也体现了云南省艾滋病防治领导小组在防艾政策网络中的领导和指挥能力。

2. 云南省艾滋病防治领导小组办公室对云南省防治艾滋病局的早期设想

云南省防治艾滋病局是全国最早成立的防治艾滋病局，是云南省防艾政策网络的核心行动主体之一，直接承担着全省防艾工作的统筹规划协调工作。云南省防治艾滋病局从1996年的提议到2005年的成立，其间的发展变化，反映了艾滋病疫情的变化以及防艾政策网络的发展变化。

作为云南省防治艾滋病局的前身，云南省艾滋病防治领导小组办公室1990年成立时即设在省卫生厅，具体负责防艾工作的日常事务。随着疫情态势的严重、监测工作的深入和监测范围的扩大，作为临时机构的云南省艾滋病防治领导小组办公室，已经不能更好应对防艾工作需求。为进一步加强对艾滋病监测和防治工作的组织领导和有效管理，1991年，云南省卫生厅向省机构编制委员会申请将云南省艾滋病防治领导小组办公室纳入国家机关行政编制，作为一个专职职能处室常设在省卫生厅内（云卫人发〔1991〕73号）。

1996年，在云南省艾滋病防治领导小组全体会议上，领导小组成员一致认为，要遏制艾滋病发展势头，就必须采取强有力的组织保障措施，加强艾滋病防治的领导体制建设，云南省艾滋病防治领导小组办公室应成为常设建制单位，并给予必要的人员编制。为落实领导小组全体会议意见，省卫生厅向省机构编制委员会请示（云卫人发〔1996〕186号），提出两种方案，除了专职职能处室方案外，另一种方案为：云南省艾滋病防治领导小组办公室设为二级局（副厅级）建制单位，挂靠省卫生厅，下设五个处室，使之能统筹各部门和社会各方面力量开展工作。主要职责为：根据云南省艾滋病防治领导小组决定，组织制定全省艾滋病防治规划，并协调各级机构实施；结合云南省实际，做好协调研究上报有关艾滋病防治管理的法律法规；协调各部门、单位、群众团体参与艾滋病防治的相应工作，在全省范围内开展宣传、教育及专业防治人员的培训、监测、科研等工作；组织协调和管理艾滋病防治的有关合作项目；等等。最终采纳的是第一种方案——1997年，云南省机构编制委员会办公室批复（云编办〔1997〕86号），同意云南省艾滋病防治领导小组办公室在省卫生厅单独设置。

（二）专家咨询机构

防艾工作需要多方面参与，是多种力量综合形成合力才能取得成效的工作。专家咨询机构，即是其中重要而且必需的力量，在云南省防艾政策网络中发挥参谋的作用。云南省在防艾工作伊始便重视专家咨询机构的建立。1990年9月，为了加强全省艾滋病防治工作的组织领导，提高预防和控制艾滋病的科学性，云南省卫生厅成立了云南省艾滋病防治专家委员会（云卫防发〔1990〕342号），负责对全省艾滋病的预防、临床、科学研究和管理工作等方面的方针、政策、规划、方案进行科学论证，对防艾工作提出对策、意见和建议，供有关领导决策参考。

2001年8月，成立云南省第二届性病艾滋病防治专家委员会（云艾领发〔2001〕1号），对云南省艾滋病专家委员会进行调整，委员从起初的11名增至18名。专家专业领域的拓展，意味着防艾政策网络行动主体从数量到质量都变得更加多元。

（三）专业机构

防治艾滋病是一个复杂、特殊而且专业性较强的政策领域，需要许多专业机构提供必要的技术支持。技术支持，是防艾工作中的一个高频词，其含义包括从生物医学到行为干预所需要的方方面面的专业知识和操作技术等。防艾政策中不同的行动主体从各自的职业和工作角度出发，对技术支持的理解存在多样化的特点。本研究中所指的"技术支持"，是特指与行动主体本身的工作内容和专项业务最相关、最直接展开的知识分享、设施供给、操作干预等专业性较强的信息沟通和活动。以下是对云南省防艾政策网络1986—2003年专业机构的发展与变化进行的梳理。

1. 云南省卫生防疫站、云南省疾控中心及其下设性病艾滋病预防控制中心

在现代公共卫生体系中，疾控中心的角色和重要性是不言而喻的。特别是对中国而言，2020年伊始的新冠肺炎疫情让国家和社会都愈发重视疾控中心及流行病与公共卫生体系的建设与发展问题。在云南省防艾工作中，疾控中心一直承担着重要的职责，从早期的监测、检测，到后来的预防、控制，乃至动员和管理社会组织积极参与行为干预等多种防艾项目，客观地说，云南省防艾工作成绩的很多方面，都有疾控中心的付出和贡献。

云南省卫生防疫站于1986年7月建立的全省第一个艾滋病检测实验室，是云南省防艾工作的重要起点和标志。云南省卫生防疫站开始与中国预防科学院流行病研究所合作，在云南省澜沧、迪庆、丽江等地进行艾滋病抗体筛检，为最早的艾滋病疫情信息数据收集奠定了基础。截至2013年年底，全省共建立艾滋病筛查实验室189个，覆盖云南省129个县区。

20世纪90年代，云南省卫生防疫站就开始重视艾滋病防治的机构建设，并抓住机会，充分利用中央财政资金和上级支持进行能力发展建设。1990年，在病毒科中成立了艾滋病室，对外名称为云南省艾滋病监测检验中心，1992

年独立为艾滋病防治科。1993 年，卫生部在云南省卫生防疫站内设立云南艾滋病防治中心（卫防发〔1993〕25 号），成为全国三个同类中心之一，卫生部、财政部一次性补助 100 万元用于云南艾滋病防治中心建设。云南艾滋病防治中心职责为：负责本地区及邻近省（区）艾滋病的监测防治技术指导、专业人员培训、血清标本确认、卫生宣传咨询服务，承担卫生部委托的国家艾滋病控制规划、国际合作及重点研究课题、攻关项目的协作任务。1994 年，云南省卫生厅决定成立云南艾滋病防治研究中心（云卫防发〔1994〕182 号），除上述卫生部确定的职责和任务外，规定凡有关艾滋病防治研究的业务问题均可与该中心联系。1997 年，云南艾滋病防治研究中心的职责进一步明确，即为全省艾滋病防治的技术指导中心，主要负责开展全省艾滋病监测、干预、培训、实验室支持和服务工作。

2001 年，云南省卫生防疫站也迎来了整个机构的再造、重构。由原云南省卫生防疫站、云南省皮肤病防治研究所、云南省结核病防治研究所和云南省职业病防治研究所合并组建云南省疾控中心，原艾滋病防治科更名为性病艾滋病预防控制中心。

从性病艾滋病预防控制中心的发展历程到云南省疾控中心的组织架构调整，为云南省防艾政策网络中发挥专业技术优势的核心行动主体及其职能，进行了进一步更新和优化，以配合整个防艾政策网络形成更好的合力。

2. 云南省药物依赖防治研究所

考虑到云南省 1989 年的艾滋病疫情暴发在静脉注射吸毒人群中，而且静脉注射吸毒在相当长一段时间内是云南省艾滋病病毒感染的最主要途径，云南省政府在 20 世纪 90 年代初成立了一个专门机构进行药物滥用方面的研究和治疗工作，云南省防艾政策网络出现了一个非常重要而独特的行动主体。

1993 年，云南省政府第 57 次常务会议决定成立云南省药物依赖防治研究所。其职能包括：开展对药物滥用防治、戒断、康复等实用技术的研究工作，开展对有关药物滥用信息、情报和病案的研究工作，并进行国际间多形式的合作交流，对从事药物滥用防治及研究的骨干人员进行技术培训，开展药物滥用预防社区宣传教育工作，增强全民健康意识。

虽然目前云南省艾滋病病毒感染的最主要途径早已转向性途径，但是云南省药物依赖防治研究所及其工作依旧在云南省防艾工作中发挥了重要作用。如第二章所述，2012年以来的政府向社会组织购买防艾服务，正是由云南省药物依赖防治研究所具体负责，并对全省参与政府购买服务的社会组织和机构进行督导、检查等。因此，在云南省防艾政策网络中，云南省药物依赖防治研究所依旧是一个重要的行动主体，而且其功能已经得到极大发展，从一个相对纯粹的专业技术机构拓展到动员社会组织进行社会治理创新等管理领域。比如，云南戴托普药物依赖治疗康复中心即是在云南省药物依赖防治研究所支持下得以创建的。

3. 云南省中医中药研究所的艾滋病临床研究室

1989年德宏州成批发现艾滋病病毒感染者后，云南省中医中药研究所就开始了中医药治疗艾滋病的临床观察及研究工作。1994年，经云南省卫生厅批准（云卫人处字〔1994〕第09号），在云南省中医中药研究所内成立了艾滋病临床研究室，专门从事艾滋病中医药防治研究工作。

4. 云南省性病防治监测中心

1998年，云南省卫生厅批准成立云南省性病防治监测中心（云卫艾发〔1998〕458号），隶属云南省皮肤病防治研究所。其职能包括：按照国家性病防治机构职责和任务，承担全省性病业务技术指导、专业技术人员培训、卫生宣传教育、性病防治管理和科研等工作。随着艾滋病病毒传播途径转为以性途径为主，这个机构在云南省防艾工作中的作用也越来越突出。

5. 云南省教委成立云南省学校健康教育项目办公室

1998年，云南省教育委员会正式挂牌成立云南省学校健康教育项目办公室，并成立项目工作组，由专职工作人员和兼职教师组成。其工作职能包括：促进学校健康教育工作，并与素质教育相结合；培养学生良好的健康观念和行为方式；提高学生对常见病、传染病的防范意识和能力；保障学生身心健康，提高学生整体素质。在全省学校中开展"以学生为主体、生活技能培训为核心、参与性教学为原则、同伴教育为策略"的禁毒和防艾健康教育活动，并总结中学开展预防艾滋病健康教育工作经验，推广到全省高等学校。

6. 省级防艾教育基地

为推进云南省防艾教育工作的深入发展，云南省教委 2002 年起开始建设省级防艾教育基地。历经十余年发展，建成独具特色的预防艾滋病省级教育基地。共有 6 个省级教育基地服务于学校防艾教育，分别是云南省学校禁毒和预防艾滋病教学科研培训示范基地（云南师范大学）、云南省学校青少年禁毒教育培训基地（云南警官学院）、云南省学校防治艾滋病教育培训基地（昆明医科大学）、云南省学校禁毒防艾志愿者培训基地（云南大学）、云南省禁毒防艾教育基地（曲靖师范学院）、云南省民办高校（含独立学院）禁毒和预防艾滋病教育培训基地（云南师范大学商学院）。依托省级防艾教育基地，云南省教委每年开展系列培训、比赛和活动，将防艾宣传教育活动从学校扩大到社会，扩大了学校宣传教育的覆盖面，充分发挥了学校作为宣传教育前沿阵地的作用。

7. 禁毒防艾教育基地、科普基地

2003 年，经云南省教育厅批准，在云南警官学院成立首个禁毒防艾教育基地——"云南省青少年学生毒品与艾滋病预防教育中心"，积极开展青少年毒品与艾滋病预防教育和相关问题的理论研究和实践探索，并开发了适合青少年毒品与艾滋病预防教育的新模式、新方法，推进了全省青少年毒品与艾滋病预防教育工作。

8. 昆明艾滋病临床诊疗中心

2003 年，昆明市在市第三人民医院成立艾滋病临床诊疗中心，表明云南省防艾政策网络的纵深发展。

（四）社会组织

1992 年 3 月 8 日，德宏州盈江县平原镇勐展村二坤村民小组 31 名妇女组织成立了全省第一个"妇女禁毒小组"①，组织妇女巡逻队在傣族村寨昼夜巡逻，不仅管教好家人和寨子里的人，还配合派出所捣毁零星贩毒窝点。这体现了草根组织、社会组织很早就已经成为防艾政策网络不可或缺的行动主体。以下对云南省参与防艾的主要社会组织进行介绍。

1. 云南省红十字会

云南省红十字会是全国最早参与艾滋病预防工作的社会团体之一，在云南省防艾政策网络中发挥比较突出和广泛的作用。在云南省红十字会的支持下，更多的防艾组织和项目得以从社会的角度参与到云南省防艾工作中来。

（1）艾滋病预防与关怀项目办公室

1994 年，云南省红十字会成立艾滋病预防与关怀项目办公室，负责全省红十字会系统的艾滋病预防与关怀项目的统筹、协调、管理及实施工作。这期间，正好是多个国际非政府组织支持下的防艾项目的开始阶段，不仅极大地支持了这些防艾项目的实施，还使自身得到发展和成长机会，在防艾政策网络中不断壮大起来。1994—2013 年，先后与澳大利亚红十字会、联合国儿童基金会、中英性病艾滋病防治合作项目、国际艾滋病联盟、日本昭宪皇后基金等十余个国际组织和机构合作，争取国外项目资金、物资和云南省财政资金支持，开展艾滋病预防与关怀工作。

多年来，云南省红十字会艾滋病预防与关怀项目已由初期的青年同伴教

---

① 云南省防治艾滋病工作委员会. 云南省防治艾滋病工作大事纪实［M］. 昆明：云南人民出版社，2015：37.

育，逐步拓展为"爱咨家"、感染者同伴教育、感染者生产自救、"阳光家园"、吸毒人群综合干预、受艾滋病影响孤儿救助等多个子项目组成的艾滋病预防与关怀体系，并培养了一支稳定的志愿者队伍，为有效遏制云南省艾滋病疫情快速上升势头做出了应有贡献。

（2）"爱咨家"

2002年，云南省红十字会与公益机构港澳救世军合作创办的艾滋病预防教育及关怀服务机构——"爱咨家"成立。"爱咨家"集信息咨询中心、服务窗口、交流平台为一体，旨在昆明市建立一所免费的艾滋病信息咨询机构，增强广大市民与外来人口对艾滋病及其预防知识的认识了解，促进社区的广泛参与以及对艾滋病病毒感染者的家庭关怀，最终降低艾滋病的传播与危害。

（3）"阳光家园"

2002年，云南省红十字会秉承"人道、中立"原则，以"非评判、非歧视"的态度与澳大利亚红十字会合作，在艾滋病预防青年同伴教育项目支持下，在昆明市红十字会成立"阳光家园"，为药物滥用者及戒断者、艾滋病病毒感染者、性工作者等高危人群提供预防知识、生活技能、同伴教育以及生产自救、关怀护理培训等，为他们搭建了重塑人生、重返主流社会的平台，并且通过同伴间的相互约束和帮助、鼓励和监督，逐渐提高戒断巩固率，使目标人群之间相互影响、共同学习、携手重生。

2. 云南省性病艾滋病防治协会

1994年，为进一步广泛动员和团结社会热心艾滋病防治工作的各界人士和广大群众在各级人民政府领导下抗击艾滋病，有效遏制艾滋病的流行蔓延，云南省艾滋病防治领导小组决定成立云南省性病艾滋病防治协会，经云南省民政厅批准登记注册，成为继1993年11月中国性病艾滋病防治协会成立之后早期成立的省级艾协之一。

云南省艾协是省卫生厅业务主管下第一个全省性、专业性与学术性的性病艾滋病法人社会团体，其工作宗旨是：积极宣传国家防治艾滋病的方针、政策，在云南省卫生厅领导下广泛开展性病艾滋病知识与预防知识宣传教育，团结社会各界力量积极参与全省防艾工作，协助政府和有关部门开展防艾工作。随着党和国家"政社分开"改革的推进，行政机关领导和工作人员不得在社会团体中担任职务，原先行政机关下设的协会、学会等必须脱离行政机关，转变成为独立自主的社会组织。云南省艾协积极参与政府向社会组织购买服务的项目，并且对其他草根组织和社区组织进行帮扶和支持，协助其参与政府采购投标以获得项目运作经费。在技术和人员培训方面，云南省艾协也承担着重要的职能。因此，云南省艾协是云南省防艾政策网络中"社会"来源的重要的行动主体之一。

3. 云南戴托普药物依赖治疗康复中心

1994 年，根据中国卫生部与美国戴托普机构达成的合作意向，在云南省卫生厅支持下，云南省药物依赖防治研究所与美国戴托普机构开展合作，运用"治疗社区"模式来帮助药物成瘾者进行行为矫治和心理康复，最终戒断毒品、保持操守并回归社会。1998 年，在云南省药物依赖防治研究所支持下，该所部分医疗人员创建成立云南戴托普药物依赖治疗康复中心，为药物成瘾者特别是海洛因成瘾者提供专业治疗和康复服务。在此过程中，该中心还积极参与艾滋病防治工作，在药物滥用人群的艾滋病防治中进行了很多创新的、富有成效的探索和实践，为云南省禁毒防艾工作做出积极贡献。

二、2004—2011 年云南省防艾政策网络行动主体的发展与变化

（一）政府机构

1. 云南省防治艾滋病工作委员会

2004 年，云南省政府成立云南省防治艾滋病工作委员会，原云南省艾滋病防治领导小组自行撤销。云南省办公厅对云南省防治艾滋病工作委员会的

主要职责、组成人员及其职责进行了明确规定（云政办发〔2004〕75号）。云南省防治艾滋病工作委员会的主要职责是：研究制定全省艾滋病防治工作的重大政策和规划；协调解决艾滋病防治工作中的重大问题；组织有关部门和单位并动员社会各方面力量积极参与艾滋病防治工作。云南省防治艾滋病工作委员会下设办公室，作为委员会办事机构，办公室设在省卫生厅。

2. 云南省防治艾滋病局

为加强防艾工作的组织领导、综合协调能力，2005年，经云南省机构编制委员会批准（云编办〔2005〕93号），云南省防治艾滋病工作委员会办公室更名为云南省防治艾滋病局，仍作为云南省防治艾滋病工作委员会的办事机构；在云南省卫生厅机关内设防治艾滋病综合处和交流合作处，增加卫生厅行政编制15名，省防治艾滋病局局长由省卫生厅1名副厅长担任。2007年3月，云南省防治艾滋病局成立揭牌；8月，云南省防治艾滋病工作委员会进一步明确了防治艾滋病综合处和交流合作处的工作职责和人员设置（云防艾委发〔2007〕1号）。

此外，值得注意的是，2005年10月省编办还印发《关于增加防治艾滋病行政编制的通知》（云编办〔2005〕108号），增加州市及县区卫生部门防治艾滋病行政编制233名，为专项编制，不得挪作他用。

省级和州市艾滋病防治工作行政编制的增加，为全省持续开展防艾人民战争提供了行政管理人员保证。这些防艾机构和编制的增加，反映出云南省防艾政策网络政府行动主体在数量上的增长，也在网络结构的纵向层次性上得到极大的延伸拓展，从而形成更加丰富、立体、综合的防艾政策网络，特别是为更好地执行防艾政策奠定了坚实的组织基础。

3. 云南省禁毒和防治艾滋病工作领导小组

2004年2月，为认真贯彻落实党中央关于禁毒和防艾工作的批示精神，加强统筹，加大工作力度，有效控制毒品和艾滋病在云南省蔓延，保障云南省全面建设小康社会目标的实现，云南省委、省政府决定成立云南省禁毒和防治艾滋病工作领导小组（云政办发〔2004〕250号）。其主要职责是加强领导，整合力量，统筹协调，建立长效机制，抓好落实和督察。已有的云南省禁毒委员会和云南省防治艾滋病工作委员会，分别按各自职责发挥作用，负责抓好云南省的禁毒和防治艾滋病工作。

（二）专家咨询机构

1. 云南省艾滋病防治专家咨询委员会

2004年，云南省防治艾滋病工作委员会发文（云防艾委发〔2004〕1号），成立由37名专家组成的云南省艾滋病防治专家咨询委员会，专家领域涵盖管理与政策研究、社会学、法学、流行病学、社会工作、公共卫生等多个学科与专业。并根据实际工作需要，下设四个专业组（政策组、流行病学检测组、干预组、临床治疗组）。同时聘请中国科学院院士曾毅，中国疾控中心研究员沈洁、吴尊友，美国艾伦·戴蒙德艾滋病研究中心教授何大一，美国人类病毒学研究所教授罗伯特，澳大利亚人类与动物医学研究所教授李鹏等，为云南省艾滋病防治顾问。

从云南省艾滋病专家委员会发展至云南省艾滋病防治专家咨询委员会，这个组织的主要职责是为云南省艾滋病防治工作提供决策咨询和技术支持。虽然不是一个常设机构，却在云南省防艾工作中发挥着不可或缺的作用，为云南省防艾政策网络把握好专业性和科学性的价值选择和方向。

2. 云南省药物维持治疗专家组

2007年，为进一步加强对云南省社区药物维持治疗工作的技术指导，规范和推进社区药物维持治疗工作，云南省防治艾滋病局成立云南省药物维持治疗专家组。其职责包括：在省社区药物维持治疗工作组的领导下，承担全省美沙酮维持治疗的技术支持和督导；负责对申请社区药物维持治疗的医疗机构进行技术性审查和指导；配合云南省社区美沙酮维持治疗工作组秘书处开展专题调研、评估、督导并提出有利于维持治疗工作的技术性、创新性意见和建议；负责对社区药物维持治疗专业人员的培训。

3. 云南省男男性行为人群艾滋病防治技术工作组

2008年，云南省疾控中心牵头成立云南省男男性行为人群艾滋病防治技术工作组，成员单位15家，其职责主要为男男性行为人群艾滋病防治工作提供技术支持，促进政府、民间团体以及国内外相关机构间的沟通、交流与合作。

（三）专业机构

1. 云南省性病艾滋病预防控制中心

如前述，2001年合并组建的云南省疾控中心，其下设的原艾滋病防治科于2006年改为云南省性病艾滋病预防控制中心，负责全省性病艾滋病血清学监测、行为学监测、高危人群行为干预、实验室检测、自愿咨询检测和感染者管理业务工作的技术指导、专业人员培训，承担卫生部委托的国家艾滋病控制规划、国际合作及重点研究课题、攻关任务的协作任务。

云南省疾控中心及其下设的云南省性病艾滋病预防控制中心，是云南省艾滋病防治具体工作中的核心机构之一，是云南省防艾政策网络结构中的核心行动主体之一，在防艾工作中发挥着不可替代的作用。

2. 云南省艾滋病关爱中心

2004年，云南省卫生厅成立云南省传染病专科医院/云南省艾滋病关爱中心筹备组（云卫发〔2004〕48号）。2007年12月1日，云南省艾滋病关爱中心举行竣工暨传染病医院开业仪式，这标志着全国第一个省级艾滋病关爱中心正式建成并投入使用。这是云南省艾滋病临床治疗、科研、培训、指导、合作和关怀救助六位一体的艾滋病防治平台，对全国艾滋病防治工作起到示范和借鉴作用。其主要职能包括：承担为云南省艾滋病病毒感染者/艾滋病病人及高危人群提供治疗、咨询、关怀等全面的服务，指导全省开展治疗、关怀管理工作；为艾滋病病毒感染者/艾滋病病人及高危人群提供健康教育等干预服务；负责全省人员培训，开发防治艾滋病人力资源和信息网络工作；开展艾滋病关怀、临床治疗、药物试验、行为干预、疫苗和母婴阻断研究和对外交流与合作；承担昆明地区烈性传染病等突发公共卫生事件应急救治任务，是全省医疗救治体系等重要组成部分。

3. 美沙酮维持门诊

2004 年，作为全国首批 8 个试点之一的个旧市国家海洛因成瘾者社区药物维持治疗试点门诊开诊。2005 年，先后在昆明市、个旧市和瑞丽市又开设第二批美沙酮维持治疗门诊，并在 12 月 31 日前开设第三批。云南省美沙酮维持治疗门诊现已扩展至 68 个，覆盖 14 个州市，有效减少毒品需求和有效控制艾滋病病毒在静脉吸毒人群中的传播。

2006 年，瑞丽市启动全国第一个美沙酮流动服药车试点项目。这是我国第一辆试点流动车，标志着云南省美沙酮维持治疗工作从城市到乡镇的延伸，标志着覆盖面的进一步扩大。2007 年，云南省第二批美沙酮流动服药车正式启动，服务的可及性进一步得到加强。

2009 年 3 月，在不增投入、不增人员、不增地点的基础上，玉溪市跨县在通海县、华宁县、澄江县和阳宗镇开设美沙酮拓展服药点，为全省设立美沙酮拓展服药点总结了宝贵经验。同年 9 月，德宏州梁河县翁冷村美沙酮维持治疗服药点正式开诊，这是云南省第一个拓展到村级的美沙酮服药点。到 2009 年 12 月，全省在玉溪市、红河州、大理州、西双版纳州、昆明市、临沧市和文山州设立 21 家美沙酮拓展服药点。

2005 年，经云南省防治艾滋病工作委员会和云南省食药监局批准，在云南省药物依赖防治研究所建立一条高标准的集配制、储存、运输为一体的美沙酮口服液生产线，以确保全省美沙酮维持治疗工作快速发展。该生产线是当时全国最先进、生产量最大的专用生产线。2006 年 7 月开始，云南省药物依赖防治研究所制剂中心正式开展盐酸美沙酮口服溶液的生产配制，以满足全省多个固定美沙酮维持治疗门诊和流动服药车以及多个依托固定门诊的美沙酮延伸服药点开展工作的需要。2013 年，美沙酮口服溶液生产标准由省标上升为国标，美沙酮口服溶液配制配送工作移交到昆明振华制药厂。

4. 云南省药品不良反应监测中心暨云南省药物滥用监测中心

2005 年，云南省药品不良反应监测中心加挂云南省药物滥用监测中心的牌子（云食药监人〔2005〕66 号），各州市、县区在药检所挂牌成立州市级/县区级药品不良反应与药物滥用监测中心。至 2013 年，云南省药物滥用监测工作已形成以省中心为龙头，州市中心、县区中心及解读机构实时上报的网络系统，在全国属首家建成，促进了药物滥用监测和防艾工作更好更快的发展。

5. 云南省禁毒防艾科普基地

2005 年，经云南省科技厅批准，在云南警官学院建立了集教学、科研、对外交流为一体的云南省禁毒防艾科普基地，充分利用云南警官学院在禁毒和艾滋病防治的教学科研优势，进一步推动全省乃至全国禁毒和艾滋病防治工作深入开展，最终实现禁绝毒品和远离艾滋病的总目标。

（四）社会组织

一些主要的防艾社会组织在这一阶段的发展变化特点，主要反映在以下两个方面：

1. 已经成立的社会组织逐步走向法治化、正规化

（1）阳光家园

2004 年，"阳光家园"正式在民政部门注册，成为民办非企业单位。

（2）"爱咨家"

2008 年，"爱咨家"正式在云南省民政厅注册，成为民办非企业单位。

（3）云南戴托普药物依赖治疗康复中心

2011 年，云南戴托普药物依赖治疗康复中心在云南省药物依赖防治研究

所的支持下，在民政部门进行注册，成为独立的民办非企业单位，作为社会组织中的一员继续在云南省防艾工作中发挥独特作用和优势。

2. 专业技术机构与国际机构联合支持下成立的社会组织更加具有针对性

（1）"七彩天空工作室"

2005年1月，在国际艾滋病联盟的支持下，"七彩天空"社区活动中心建设项目启动。该活动中心以开展男男性行为人群干预为目标，4月正式对外开放。2006年3月，转而建立"七彩天空工作室"，作为小组成员办公、举办志愿者培训和对目标人群提供艾滋病咨询的场所。同年10月，国际艾滋病联盟支持终止，云南省健康教育所使用常规防艾工作经费支持七彩天空小组的场地、人员工资和同伴教育等方面的经费。

（2）"彩云天空活动中心"

2007年，在中美艾滋病防治合作项目支持下，云南省疾控中心建立"彩云天空活动中心"，探索开展男男性行为人群艾滋病防治干预试点工作。主要职责是为男男性行为人群提供现场艾滋病咨询、检测、安全套推广使用、网络干预、电话咨询等服务。

（3）春雨同心工作组及"春雨同志网"

2008年，昆明市健康教育所春雨同心工作组及"春雨同志网"成立并正式对外发布，家庭健康国际（FHI）、美国国际人口服务组织（PSI）、爱之家等十余家非政府组织和主要新闻媒体参加了发布会。昆明"春雨同志网"为扩大外展优势、拓展艾滋病防治工作覆盖面奠定了基础。

三、2012年以来云南省防艾政策网络行动主体的发展与变化

2012年以来，云南省防艾政策网络的行动主体与前两个阶段相比，并无明显快速增加。由于采取政府向社会组织购买防艾服务的政策，新的防艾工作相关机构也是围绕政府购买服务的核心来组建成立的。其主要有：云南省

防治艾滋病政府购买社会组织服务领导小组、云南省防治艾滋病政府购买社会组织服务项目管理办公室和云南省防治艾滋病政府购买社会组织服务技术支持机构和专家组。此外，还有一些根据防艾形势需要设立的建设项目。

（一）政府购买服务的领导和组织机构

1. 云南省防治艾滋病政府购买社会组织服务领导小组

2012年，云南省防治艾滋病局成立云南省防治艾滋病政府购买社会组织服务领导小组。领导小组成员来自省卫生计生委、省防治艾滋病局、省财政厅、省药物依赖防治研究所、省健教所、省妇幼保健院等。其主要职能包括：负责购买服务的组织领导和统筹协调，筹措年度工作资金，确定和调整工作的领域和方向，广泛动员社会组织参与防治艾滋病工作，审定和批准年度购买服务工作的管理方案、细则和管理手册，议定重大事项，协调解决工作开展过程中的重要问题。

2. 云南省防治艾滋病政府购买社会组织服务项目管理办公室

在云南省药物依赖防治研究所设立项目管理办公室，在领导小组的领导下，开展项目的省级管理工作。其主要职责是：制定防治艾滋病政府购买社会组织服务项目的工作方案、细则和管理手册，并报领导小组审定；组织项目的申报、评审、公示，召开项目启动会，组织项目督导、评估、验收和结题；组织能力建设、经验交流和推广活动；完成政府购买服务工作的日常管理工作；及时向领导小组报告工作进展，并协调解决问题。同时，培育支持社会组织参与防治艾滋病工作，为有意愿参与防艾工作的社会组织搭建平台，促进其成长与发展，为参与购买服务工作的社会组织提供培训、支持，协助其申报和实施项目，提高其项目管理能力和综合素质。

3. 云南省防治艾滋病政府购买社会组织服务技术支持机构和专家组

从云南省艾滋病防治专家咨询委员会、防治艾滋病专业机构、大专院校、社会科学研究机构、社会组织、国际非政府组织等机构中选择专业技术人员和财务专家组成专家组。根据工作需要适时从中挑选部分专家参与技术支持和督导评估工作。

技术支持机构中的疾控部门负责与社会组织建立防治艾滋病的工作信息、疫情信息等共享和交流机制，及时收集社会组织的指标进展，纳入《国家艾滋病综合防治数据信息系统》等网络信息平台，准确反映社会组织参与防艾工作的成效。

（二）其他机构

2015 年，云南省防治艾滋病局在云南省艾滋病关爱中心进行"云南省防艾宣传教育基地"建设。

到 2019 年，作为省会城市的昆明市，共建立艾滋病确诊中心实验室 1 个，确诊实验室 13 个，艾滋病筛查实验室 29 个，快速检测点 343 个，自愿咨询检测门诊 34 个，国家级/省级艾滋病监测哨点 17 个，形成了较为完善的艾滋病监测检测体系，为昆明市率先实现"三个 90%"的防治目标奠定了坚实基础。

2019 年，云南省蓝天艾滋病中心及云南"爱咨家"艾滋病咨询服务中心成为国家社会组织防艾基金管理委员会办公室授牌的云南省项目实习基地。

本章对云南省防艾政策网络行动主体的发展变化进行了梳理，从行动主体视角展现了防艾政策网络的演变。防艾政策网络行动主体的演变，亦是理解防艾政策制定网络和防艾政策执行网络变化发展的重要基础。

下一章，将从另一个视角——政策过程视角，展开对云南省防艾政策网络演变的分析。政策制定和政策执行是政策过程的两个重要阶段，也是政策过程理论分析的主要内容。本研究基于政策过程理论和政策网络理论，把防艾政策网络进一步细化到政策的不同阶段，分为防艾政策制定网络和防艾政策执行网络，因为这两个不同的政策阶段所涉及的政策主体层级是不同的，所以网络"演变"及采用的分析途径和切入点也是不同的。政策制定中的网络"演变"，侧重于省级政府在采取购买服务政策前后所制定的政策数量、参与部门和机构即网络行动主体等变化的分析；政策执行中的网络"演变"，则致力于政府购买服务之后，云南省 8 个县区级防艾政策网络在七个政策执行维度上的比较分析，特别是 2012 年政府向社会组织购买防艾服务后，各个县区在执行防艾政策时，其网络呈现出的共性特点和不同之处。这也是本研究作为后续研究的新视角和重点部分之一。

第五章

云南省防艾政策过程中的网络发展与变化

一、云南省防艾政策制定中的网络

（一）政策制定与网络结构

政策网络理论认为，每个政策问题的形成，都会导致"问题共同体"的出现，政策的制定和执行是在部门化和组织化的利益团体之间的互动博弈中展开的。行动主体是政策网络的关键要素和重要分析视角之一，因为政策的制定与执行离不开网络中行动主体之间的合作。在政策制定活动中存在着各种大大小小的、不同行动主体构成的政策网络，某些具体政策的制定过程实则为政府机构与利益团体之间的互动，形成了关系或紧密或松散的各种结构形式。

在云南省防艾实践中，多元行动主体及它们之间的合作，经过二十余年的探索，已经显示出效果，表现为云南省防艾工作在全国的先进和领先地位。云南省在防艾政策制定中形成的网络，以及这些网络在不同阶段的变化，能够从源头上解释为何云南省的防艾工作能够取得如此成绩。因为，政策制定是政策结果的基础和关键。

本章通过云南省防艾政策文献，运用 UCINET 软件，对政策文本中涉及的部门机构（行动主体）形成的防艾政策网络进行图形分析，用政策网络图反映不同阶段的防艾政策制定过程中网络行动主体的变化和结构变化。在防艾领域，由于这项事业的复杂性与交叉性，必须依靠多部门合作而不是卫生防疫部门单打独斗。因此，政策文件涉及的各个部门，尤其是政府机关及相关组织，往往反映了防艾政策网络最主要的行动主体。其中的增减、变化，从数量到部门业务性质，代表了防艾政策制定的网络变化。由于政策制定处于政策过程中的首要和重要层级，本章"政策制定"指云南省省级的防艾政策制定。

（二）云南省省级防艾政策文献概况

本研究从《云南省防治艾滋病工作大事纪实》以及云南省卫生和健康委员会等政府官方网站、电子数据库、报纸、杂志和文献等收集了涉及艾滋病防治的政策文献。对于获取到的政策文献，按照与防治艾滋病密切相关、政策类型为法律法规、意见、办法及通知等标准进行筛选，最终得到防艾政策文献330份（如图5-1）。其中包括：①云南省出台的艾滋病防治条例、政府文件、意见决定等；②云南省领导批示等；③云南省防艾相关部门出台的防艾技术标准、操作方法和规范等。

回顾20世纪80年代我国首次发现本土艾滋病感染者以来云南省防艾政策的发展历程，结合前期研究，以2004年出台"六工程一办法"文件、国际防艾资金撤出、云南省采取政府向社会组织购买防艾服务等时间节点为选择的依据，将云南省防艾政策制定划分为三个阶段：探索起步阶段（1986—2003年）、跨越发展阶段（2004—2011年）、治理创新阶段（2012—2019年）（如图5-1）。

其中，1986—2003年，共计53份文件，防艾政策数量较少，政策出台速度缓慢，年均2.94份。2004—2011年，颁发政策的数量增长幅度明显加大，并于2005年达到峰值，共计173份文件，年均21.63份。2012—2019年，防艾政策出台逐年呈缓慢下降趋势，共计104份文件，年均13份。

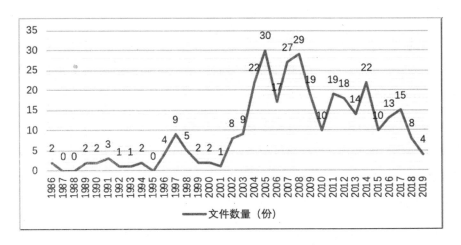

图 5-1　1986—2019 年云南省防治艾滋病政策文件数量

资料来源：根据《云南省防治艾滋病工作大事纪实》以及云南省卫健委等政府网站、电子数据库、报纸、杂志和文献自行整理。

云南省防艾政策制定这项工作，从 20 世纪 80 年代中期开始，历经不同阶段艾滋病疫情的变化和防治需求的变化，特别是从 2004 年以来，秉承务实、负责的公共精神，制定了一系列包括清洁针具交换、美沙酮门诊、重点人群安全套推广等具有前瞻性和创新性的政策，为云南省防艾工作不断变得主动、有效夯实了政策基础。2012 年以来，再次在政策制定环节进行锐意创新，开始推出政府购买防艾服务的政策，并逐渐形成了一套自力更生的防艾体系，政策制定也呈现出缓和、稳定的发展趋势。这个政策制定过程中文件数量的变化，与防艾政策制定网络及结构图的变化是一致的。以下对云南省防艾政策制定网络的变化进一步展开分析。

（三）云南省省级防艾政策制定网络的发展与变化

1. 政府购买服务之前的云南省防艾政策制定网络

在 2012 年云南省采取政府向社会组织购买防艾服务政策之前，从 1986—

2011 年出台的 226 份防艾政策文本中提取所涉及的防艾行动主体信息，用 UCINET 软件中的 Netdraw 模块绘制第一、二阶段的网络图，反映防艾政策制定网络的结构变化。此方法和步骤，与前述第二章的云南省防艾项目政策网络图的方法和步骤一致。

从图 5-2、图 5-3 可知，网络中的节点数不断增加，说明防艾政策涉及的行动主体逐渐增多，即参与云南省防艾工作的单位、部门、机构不断增多；节点之间的连线也相应不断增加。第一、二阶段的防艾政策制定网络的变化有两个特点：首先是越来越多的行动主体直接或间接参与防艾工作，因此节点变得更多；其次，行动主体并不是简单地加入，而是形成彼此之间的合作，即两个行动主体之间存在关系或联系，可能是资金方面，也可能是技术方面，或是其他。总之，行动主体增多，并且形成合作或进行互动，在网络中形成不同的中心点，代表着各种类型的行动主体在自己领域中以及整个防艾政策制定中的地位。

（1）中心边缘型网络

1986 年到 2003 年这一阶段的云南省防艾政策制定网络图（如图 5-2），可以概括为"中心边缘型网络"。在这个阶段，中央政府分别于 1998 年制定了《中国预防与控制艾滋病中长期规划（1998—2010）》、2001 年制定了《中国遏制与防治艾滋病行动计划（2001—2005）》。相应地，云南省把落实国家相关防治法规、结合云南省自身实际情况细化防治法规，当作艾滋病防治工作的重点。这个阶段，云南省出台《云南省预防与控制艾滋病中长期规划（2002—2010）》等文件，在全国首先回应了中央政策，但尚未反映出云南省防艾政策制定的特点。

由图 5-2 可知，这一阶段云南省艾滋病防治政策多数由云南省艾滋病防治领导小组及卫生厅直接颁布，或由其他等部门单独颁布。防艾政策制定网络主要由 15 个行动主体构成——省艾滋病防治领导小组、省禁毒委员会、省卫生厅、公安厅、司法厅、出入境检验检疫局、文化厅、疾控中心、宣传部、教育厅、机构编制委员会、海关、财政厅、工商行政管理局等。这个阶段的特点是，少数行动主体在网络中的地位特别突出，表现为节点大、与其他节点连线数明显多于其他大多数仅有零散连线的节点，这说明网络中行动主体的关系密度相对较低，大多数行动主体只与少数中心行动主体进行互动，属于中心边缘型网络结构。此时，防艾政策制定网络的行动主体间关系比较松散，网络存在向个别或几个核心行动主体集聚的趋势和特点，省卫生厅的中心地位明显高于其他主体。

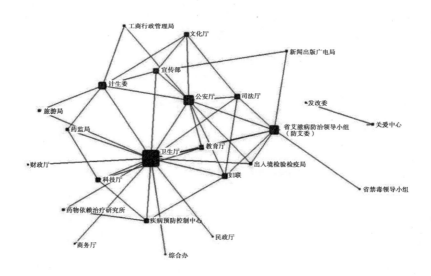

图 5-2　1986—2003 年云南省防艾政策制定网络图

（2）分散耦合型网络

2004 年到 2011 年这一阶段的云南省防艾政策制定网络图（如图 5-3），可以概括为"分散耦合型网络"。

2000 年，时任国务院总理温家宝同志发表讲话，郑重承诺加强对中国艾滋病问题的重视和解决。在此背景下，云南省政府由消极向积极、由被动向主动转变，出台了一系列加强艾滋病防治、强调和强化政府在防艾工作中的职能和责任的政策，更多来自国家和社会的行动主体有机会更好地参与政策制定过程，行动主体之间明显出现更多的互动和协作。这些政策在云南省防艾工作中具有里程碑式的意义，至今仍然影响着云南省防艾事业。

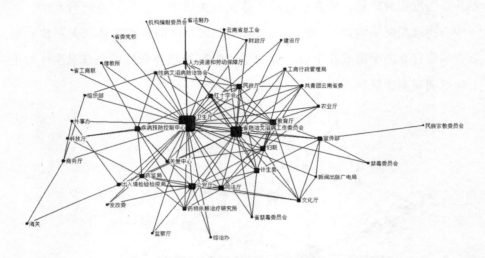

图 5-3　2004—2011 年云南省防艾政策制定网络图

比如，2004 年 1 月 4 日，云南省政府第 12 次常委会议审议通过《云南省艾滋病防治办法》（以下简称《办法》），在全国率先颁布了关于艾滋病防治的地方性法规。同年 2 月，出台《关于实施艾滋病防治六项工程的通知》（以下简称《六项工程》）。《办法》与《六项工程》互为纲目，承上启下，功能互补。作为"六工程一办法"的配套措施，还有十三个部门联合出台的相应的落实和实施意见文件，极大推进了云南省防艾工作发展。

2005 年，云南省从"禁毒防艾人民战争"的高度出台《云南省防治艾滋病工作实施方案》，对为期三年的全省防艾工作进行统一部署。《云南省艾滋病防治专项资金管理暂行办法》、新修订的《云南省禁毒条例》等一系列相关政策，相继颁布施行。

在国家《艾滋病防治条例》出台之后,《云南省艾滋病条例》也于 2007 年实施。2008 年,我国颁布并实施《禁毒法》,云南省也制定了新一轮防艾人民战争的政策和实施方案。2009 年,出台《防治艾滋病工作考核管理和奖励暂行办法》《云南省艾滋病防治重点工作项目申报指南》。2011 年的《云南省第三轮禁毒人民战争实施方案》标志着第三轮防艾人民战争的开始。

这一系列持续的防艾工作的政策保障,表明了来自多部门、更加多元的行动主体参与了防艾政策制定,这从图 5-2 到图 5-3 防艾政策制定网络的变化可以清晰反映出来。这期间,防艾政策制定网络的行动主体增加到 43 个,包括省防治艾滋病工作委员会、卫生厅、公安厅、宣传部、民政厅、教育厅等,这些多元行动主体之间的关系数量也明显增多,网络显得丰富和活跃。

这一阶段的网络连线与密度较第一阶段均显著上升,说明行动主体间形成的合作关系增加,网络结构更加紧密。网络中处于中心位置的行动主体开始增多,第一阶段中的核心主体如云南省防治艾滋病工作委员会、卫生厅依旧保持很强的中心势,依旧发挥着核心作用。除此之外,公安厅、司法厅、教育厅、民政厅、省疾控中心、妇联、省药监局等在网络中变得更加重要,表现为节点更加突出,防艾政策制定变得更加分化,更多行动主体的局部参与意味着政策制定活动得到细化和分解,政策制定更加微观和细致。总体上,网络结构既保持了整体上的紧密,又容纳了局部的活跃,呈现分散耦合型结构特征。

总之,在云南省采取政府购买防艾服务政策之前,云南省防艾政策网络经历了两个阶段的发展变化,行动主体逐渐增多,云南省防治艾滋病工作委员会、卫生厅在网络中均处于核心主体地位。第二阶段中,防艾政策制定网络中各行动主体之间的关系和互动逐渐增强。公安厅、省药监局、教育厅等部门开始在网络中具有更高的影响力。省疾控中心、省妇联、教育厅、公安厅、民政厅、财政厅等在网络中处于重要的桥梁位置,影响着其他主体之间的互动和合作。

2. 政府购买服务以来的云南省防艾政策制定网络——整体协调型网络

2012 年以来，云南省采取政府向社会组织购买服务的社会治理创新方式，继续推进云南省艾滋病防治工作。为此，云南省出台了一系列政府购买防艾服务的政策文件，如《云南省防治艾滋病政府购买社会组织服务工作方案（暂行）》等。自此，防艾工作进入了一个新的阶段，防艾政策制定网络也体现了这一新变化。

与 2004—2011 年相比，这一阶段的防艾政策制定网络（如图 5-4），节点数明显减少，说明防艾政策制定网络中行动主体的减少；节点之间的连接也明显减少（主要是因为行动主体减少），但网络密度总体上保持平稳，说明行动主体间的关系和互动频率改变不大；网络中心更加分散到更为精简的行动主体中，表明各行动主体间的地位差别逐渐减小。总之，这一阶段的网络更加精简、紧凑，并没有因为行动主体数量的减少而导致防艾政策制定或整个防艾工作的功能性失调。这可以理解为，云南省经过多年探索、整合，形成一个既发挥作用又避免过多拥堵成本的防艾政策制定网络，提高了政策制定过程的效率和效能。

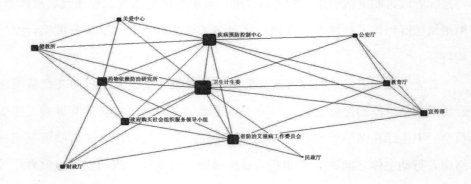

图 5-4　2012—2019 年云南省防艾政策制定网络图

云南省在防艾领域进行政府购买，即社会治理创新以来防艾政策制定网络反映出来的变化，正好处于我国行政体制改革的一个新阶段——大部制改革，因此从行政管理角度来看，公共政策制定的变化其实也反映出行政体系结构上的调整、思路上的转变。公共管理与公共政策，正如一个硬币的两个面，都反映了公共管理活动中政府职能改革的趋势：尽量避免职能交叉，防止管理职能和政策制定过于分化、分散而导致的部门推诿、效能低下的"碎片化"困境。理解了这个大背景，也就能更好理解云南省防艾政策制定网络在结构上整合得更加紧凑的原因。这一阶段政策制定网络中的行动主体减少至 12 个，形成一个联系密切的互动网络——以省防治艾滋病工作委员会、卫生计生委为核心节点，政府购买社会组织服务领导小组、疾控中心、省药物依赖防治研究所等为重要节点的整体协调型网络。云南省药物依赖防治研究所在网络中的重要性得到彰显，明显区别于前两个阶段。这也是在社会治理创新之后采用政府购买方式而引起的政策制定网络结构的显著变化之一——省药物依赖防治研究所主要负责政府购买防艾服务的具体工作。此外，政府购买社会组织服务领导小组作为一个新的行动主体，既突出了云南省防治艾滋病的社会治理创新，又反映了防艾政策制定网络的明显变化——其在网络中处于很重要的桥梁位置，其他主体在合作时较大程度上依赖于它们。这在很大程度上驱动了政府部门间的统筹协调，防艾政策制定主体间的合作更加紧密。

二、云南省防艾政策执行中的网络

（一）政策执行与网络结构

20 世纪政策科学产生并迅速发展以来，学者们关注的重点也不断从政策制定的政治过程，逐渐扩展到政策执行的行政过程，并形成关于政策执行的不同研究途径与理论。从权力运行向度和自主性的角度，可以大致分为自上而下途径、自下而上途径和整合途径，形成对政策执行的不同看法。

政策工具选择途径则另辟蹊径，关注政策执行工具的特点和组合，以此来分析政策目标实现的过程。此外，著名的"史密斯模型"把理想化的政策、执行机构、目标群体和环境因素作为政策执行过程的重要因素进行分析。① 霍恩和米特尔则把政策的价值诉求、资源、执行者属性、执行方式和系统环境视为政策执行的影响因素。② 梅兹曼尼安（Mazmanian）和萨巴蒂尔（Sabatier）改进了霍恩和米特尔的系统模型，进一步归类，认为"政策问题的特性、政策本身的可控性变量、政策以外的变量"三类变量，影响着政策执行。③

本研究采用政策网络途径，探究云南省防治艾滋病政策执行中形成的各种网络。与传统政策执行"自上而下"的路径不同的是，以互动、博弈为特点的政策网络，反映出政策执行者面临的传统的单一中心情形不复存在，他们现在所面对的是多中心的政策执行图景，因此，自上而下的强制执行变得越来越不可行或容易遭遇现实中的种种挫败。当然，政府依旧是政策过程中最具控制权力的行动主体，往往还发挥着"引导"政策网络及其中行动主体的功能，以此来推动政策，增强政策的执行力。这就要求政府重视网络和网络结构的构建和调整，倡导和鼓励多元行动主体积极参与，并努力进行资源交换，通过资源整合来真正促进政策的有效执行。其次，网络结构影响着政策工具的选择，具有不同特征的网络，一般会选择符合这些特征的政策工具。比如，某个政策网络中行动者之间的关系结构比较松散、互动不频繁时，政策执行更可能采取管制手段，因为某一主体（如政府）在其中的强势地位造成其不需要与其他行动主体进行经常的讨论、协商、妥协，而可以直接采取

① Smith T B. The Policy Implementation Process［J］. Policy Science, 1973, 4（2）：203.

② Van Meter D S, Van Horn C E. The Policy Implementation Process：A Conceptual Framework［J］. Administration and Society, 1975, 6（4）：463.

③ Sabatier P, Mazmanian D. The Implementation of Policy：A Framework of Analysis［J］. Policy Studies Journal, Winter 1979—1980, 8（4）：542.

强硬手段来执行政策。但若政策网络中行动者之间的关系结构相关度高、互动频繁，政策执行中往往会采取相互协商的实用主义政策工具。同时，网络的有效管理，比如，在网络内是否能进行有效动员或者协调各个行动主体的组织资源，能够起到维持网络稳定的作用，并且对外界产生一定的影响，从而最终影响政策执行。通过政策网络中各个行动主体之间的互动和相互调适，能够影响彼此的基本价值观、信念、思想等，不仅建立起相互信任，还促进对政策问题等相关共识的达成。

多年来，云南省开展过多类型、多层次的国内、国际防艾项目。2012 年开始采取政府购买社会组织服务这一新的社会治理方式，由政府财政提供专项资金，以项目制方式向省内社会组织购买防艾服务。在政策执行层面，形成了以县区级政府防艾部门主导、专业机构和社会组织具体执行的各种网络。艾滋病治理的具体工作，即政策执行任务，更多依赖于县区级机构和网络的执行能力。

本研究基于图论，重点研究 2012 年政府向社会组织购买防艾服务以来县区一级所形成的各种类型的政策网络。这是因为本研究认为云南省在省级政策制定层面已形成较为稳定、成熟的网络，政策导向和内容变动不大，但是在防艾政策执行方面却还存在许多有待探索的问题。而且，政策制定得再好，都必须有好的政策执行，否则，政策文本内容不能够有效转化为实践，无法真正实现政策目标。因而，本研究将更多、更深入地具体分析云南省防艾政策执行网络。

鉴于篇幅过大，本章先介绍云南省社会治理创新以来的县区一级防艾政策执行网络的数据，并绘制政策网络结构图；接下来在第六章，重点分析县区级防艾政策执行网络的结构及特点，并进行对比分析。这一方法，可以实现政策执行过程中行动主体及其所形成网络的可视化分析，从一个新的角度尝试破解政策执行过程的"黑箱"，也对 2012 年政府购买服务以来云南省防艾政策执行中的网络演变进行新的解读。

（二）云南省县区级防艾政策执行网络的数据

1. 防艾政策执行网络的数据维度

根据防艾工作特点，把云南省防艾政策执行分解为七个维度，即防艾政策执行中七个方面的具体活动。具体如下：

方案制定：指政策执行中具体实施方案的制定。这也是政策执行中的"政策制定"，即省级政策或上一级政策制定完成后，县区级执行政策时必须根据本地具体情况来制定实施细则，也可以理解为"行动计划"。参与方案制定的行动主体，构成一个方案制定维度的政策网络。

资金支持：指政策执行中行动主体之间形成的资金供给关系，构成一个资金支持维度的政策网络。在国际资金资助的防艾项目结束后，2012年云南省开展政府购买防艾服务的社会治理创新以来，云南省防艾资金的提供者主要是中央政府和地方各级政府。在云南省，省级政府购买项目是目前防艾资金最重要的地方资金来源，亦是社会组织能够争取的活动经费的最主要支持。

经费托管：指政策执行中行动主体之间形成的经费托管关系，构成一个经费托管维度的政策网络。如第二章所述，政府购买服务中，不具备独立法人资格的社会组织需要有一个符合政府购买服务要求的正式组织，在财务上为其管理经费、处理报销事宜并发挥财务监督等作用。

信息交换：指政策执行中行动主体之间形成的关于艾滋病防治方面的信息交流关系，构成一个信息交换维度的政策网络。

技术支持：指政策执行中行动主体之间形成的关于艾滋病防治方面的技术支持关系，构成一个技术支持维度的政策网络。

办公场地设备支持：指政策执行中行动主体之间在办公场地、办公设备等方面形成的相互支持、资助等关系，构成一个办公场地设备维度的政策网络。

共同参加现场活动：指政策执行中行动主体有共同参与防艾项目现场活动的经历和互动，构成一个共同参加现场活动的政策网络。

2. 防艾政策执行网络的数据来源

自 2012 年云南省在防艾领域采取社会治理创新方式——政府向社会组织购买服务以来，防艾政策执行主要依赖于防艾行政部门、疾控中心、医疗机构、社会组织等的共同参与，大致可以划分为政府组织（包括体制内的卫生医疗专业机构）与社会组织这两大类型的行动主体。本研究于 2015—2016 年在昆明市五华区、红河州蒙自市和开远市、德宏州芒市和瑞丽市、保山市隆阳区、大理州大理市、楚雄州楚雄市八个县区，通过问卷和访谈方式，调查了 47 个行政部门/专业机构、32 个社会组织，共计 79 个组织和机构，收集八个县区在防艾政策执行中七个维度形成的网络信息和数据。表 5-1 和表 5-2 是八个县区防艾政策执行网络行动主体的具体构成和数量

表 5-1　八县区防艾政策执行网络的行动主体构成

县区	行政部门/卫生专业机构	社会组织
昆明市五华区	防艾办、疾控、普吉卫生服务中心、黑林铺卫生服务中心、大观社区、南屏社区	省艾协、云南平行、五华新起点、五华阳光姐妹、五华绿色天空
红河州开远市	防艾办、疾控、人民医院、中医院、妇幼保健院、艾协	开远红丝带、红河兄弟关爱组、杏林家园
红河州蒙自市	防艾办、疾控、人民医院、中医院、妇幼保健院、艾协	青苹果乐园、同天工作室、爱心家园、康馨家园
德宏州芒市	防艾办、疾控、人民医院、中医院、妇幼保健院、丙午社区	勐嘎阳光之家、妇女健康咨询活动室、绿洲家园、爱心梦缘会

续表

县区	行政部门/卫生专业机构	社会组织
德宏州瑞丽市	防艾办、疾控、人民医院、中医院、妇幼保健院	瑞丽红丝带、瑞丽妇女儿童中心、瑞丽惜景家园、瑞丽树化玉、瑞丽海岸线、瑞丽瑞康园
保山市隆阳区	防艾办、疾控、人民医院、第二医院、妇幼保健院、兰城社区、永昌社区	妇女健康中心、关爱磨坊、永昌健康会所
大理州大理市	防艾办、疾控、第二人民医院、中医院、妇幼保健院、银苍社区	预防健康促进会、阳光小组、雨露小组
楚雄州楚雄市	防艾办、疾控、人民医院、中医院、妇幼保健院	红丝带家园、常青藤小组、我爱我家小组、同心工作组

资料来源：根据问卷自行整理。

表5-2 八县区防艾政策执行网络的行动主体数量

州市	县区	行政部门、卫生专业机构等（个）	社会组织（个）	合计
昆明	五华	6（55%）	5（45%）	11
红河	开远	6（67%）	3（33%）	9
	蒙自	6（60%）	4（40%）	10
德宏	芒市	6（60%）	4（40%）	10
	瑞丽	5（45%）	6（55%）	11
保山	隆阳	7（70%）	3（30%）	10
大理	大理	6（67%）	3（33%）	9
楚雄	楚雄	5（56%）	4（44%）	9
合计		47	32	79

资料来源：根据问卷自行整理。

单纯从数量上来看，云南省防艾政策执行的网络行动主体以政府组织居多（占59.5%），社会组织也较为活跃（占40.5%），体现了通过政府购买服务这一社会治理创新方式的特点，即：政府领导和主导、社会组织积极参与。此外，所调查的八个县区在防艾政策执行网络中的行动主体数量最大值为11、最小值为9，政府组织数量在当地防艾政策网络中所占比例最大值为70%、最小值为45%，社会组织所占比例最大值为55%、最小值为30%，说明八个县区防艾政策执行网络中的行动主体情况差异不大，可以用于比较分析。

此外，需要说明的是，本研究是通过县区防艾办，由其决定并邀请本行政区域内"所有参与艾滋病防治的单位、组织和个人"参与调查。在此过程中，参与当地防艾的组织或机构可能会出现个别遗漏的情况。同时，由于防艾项目都有周期性，防艾社会组织也会有新增或解散的情况，因此研究数据仅基于调查期间的受邀对象，研究图表并不能反映县区防艾政策执行网络的即时、动态变化。

（三）云南省县区级防艾政策执行网络结构图

首先，由八个县区防艾政策执行过程中的所有行动主体，包括防艾行政部门、防艾社会组织、专业机构、社区等，对自己与其他行动主体在防艾政策执行的七个维度是否存在正式或非正式的关系进行回答。两个行动主体之间只要有一方选择"是"，则视为它们之间存在关系；两个行动主体之间同时选择"否"，则无关系。

其次，根据八个县区行动主体的回答，研究采用UCINET软件构建二维数据库。二维数据库（如图5-5）是政策网络图绘制的数据基础。这一方法和步骤，与前述第一章用UCINET软件绘制防艾项目政策网络图是一致的；区别在于，前述的政策网络图主要是通过文本资料（即二手资料）来获取关于行动主体及彼此之间的关系数据，而这里的县区级政策执行网络图是通过本次研究过程中对行动主体的问卷调查和访谈来收集数据，是一手数据。比如，二维数据库中的数字"1"，依据是问卷和访谈中行动主体 A 报告与行动主体 B 之间存在关系（只要有一方认可即视为两者之间存在某种政策执行中的关系）；反之，无关系则用"0"表示。

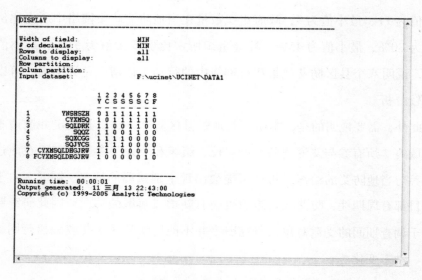

图 5-5　政策网络行动主体二维数据库示例图

最后，基于二维数据库，利用 Netdraw 绘图功能绘制各个县区在防艾政策执行中七个不同维度的政策网络图，并进行比较分析，从而用可视化的方式来展现防艾政策执行中的网络演变及特点。

每个县区在防艾政策执行的每个维度上，都形成一个政策网络图，表示当地防艾行动主体在相应的政策执行维度上存在着关系和互动。有的行动主体之间是资金支持关系，有的行动主体之间是信息交换关系，等等。因此，八个县区总共形成 56 个政策网络图，以此作为可视化分析和量化分析的基础，在下一章进行分析。

本章对云南省政府向社会组织购买防艾服务，即社会治理创新以来政策过程中的网络进行总体分析，概括省级防艾政策制定网络在不同阶段的结构变化和特点，并描述县区级防艾政策执行网络的数据，绘制八个县区在七个政策执行维度上形成的政策网络图。下一章，将展开对云南省防艾政策执行网络变化的具体的比较分析。

第六章

云南省政府购买服务以来的防艾政策
执行网络分析

一、云南省八县区防艾政策执行网络的行动主体关系数量分析

（一）八县区防艾政策执行网络总体活跃度

本章研究选择了云南省六个州市共八个县区，来具体调查防艾政策执行中所形成的网络情况。具体是：昆明市五华区、红河州开远市和蒙自市、德宏州芒市和瑞丽市、保山市隆阳区、大理州大理市、楚雄州楚雄市。这八个县区共有 79 个组织和机构参与了调查，其中，有 47 个行政部门或卫生专业机构，32 个社会组织或社区。每个组织都被视为县区级防艾政策执行网络中不可或缺的一个行动主体。通过 2015—2016 年的问卷和访谈方式，收集了八个县区在防艾政策执行七个维度上形成网络的信息和数据。

调查发现，八个县区的行动主体形成的关系数量不同，构成政策执行的网络不同。关系数量是指每个县区在防艾政策执行七维度下行动主体之间存在的各种正式和非正式关系的总和。行动主体越多，它们之间存在的联系越密切，则关系数量就越多，整个网络呈现比较多的节点和连线。

如表 6-1 所示，八个县区在政策执行七个维度形成的网络关系总和为 890 条，其中：昆明市五华区 11 个行动主体形成了 111 条关系，红河州开远市 9 个行动主体形成了 101 条关系，蒙自市 10 个行动主体形成 107 条关系，德宏

州芒市 10 个行动主体形成了 106 条关系，瑞丽市 11 个行动主体形成了 168 条关系，保山市隆阳区 10 个行动主体形成了 115 条关系，大理州大理市 9 个行动主体形成了 89 条关系，楚雄州楚雄市 9 个行动主体形成了 93 条关系。

表 6-1 八县区防艾政策执行七维度行动主体关系数量

	五华	开远	蒙自	芒市	瑞丽	隆阳	大理	楚雄
	11 个行动主体	9 个行动主体	10 个行动主体	10 个行动主体	11 个行动主体	10 个行动主体	9 个行动主体	9 个行动主体
方案制定	12	6	8	16	13	12	14	13
资金支持	14	4	13	13	18	12	11	12
经费托管	4	3	6	7	9	8	5	10
信息交换	22	35	30	28	44	25	22	17
技术支持	18	23	14	17	33	24	15	18
办公场地	17	5	10	4	22	7	5	8
现场活动	24	25	26	21	29	27	17	15
合 计	111	101	107	106	168	115	89	93

八个县区防艾政策执行网络的行动主体数差别不大，最少为 9 个、最多为 11 个行动主体，说明云南省政府、社会共同参与防艾政策执行的情况比较一致。但是，行动主体之间的关系和互动情况，存在比较明显的差异。八个县区中，德宏州瑞丽市 11 个行动主体之间形成 168 条关系，与其他县区形成较大差异，表明其防艾政策执行网络高度活跃；保山市隆阳区、昆明市五华区、红河州蒙自市、德宏州芒市和红河州开远市行动主体之间关系介于 100 条至 115 条之间，可将其归类于防艾政策执行网络中度活跃；大理州大理市和楚雄州楚雄市行动主体形成的关系则相对较少，防艾政策执行网络低度活跃。需要强调的是，这个划分并非完全客观，仅是从政策网络理论视角下，根据行动主体之间的关系数量进行归类，此归类也不等同于县区防艾工作及

成效。

　　以上是通过行动主体关系数量分析八个县区防艾政策执行网络的总体情况。如果对关系数量进行进一步的方差分析，则发现八个县区在政策执行七维度下形成七个政策执行网络的细节差异。

　　（二）八县区在防艾政策执行七维度下的网络活跃度

　　如表6-2所示，结合表6-1可知，红河州开远市在其形成的七个维度的政策网络中，9个行动主体在经费托管维度的网络中存在3条关系，而在信息交换维度的网络中存在35条关系，7个网络中关系的标准差为12.96，是八个县区中波动较大的。也就是说，开远市防艾政策执行网络总体上活跃程度一般，行动主体之间的关系不多；但是，在防艾政策执行某一些方面（即维度），行动主体之间的关系和互动非常充分，与总体情况呈现出不一样的活跃度。

表6-2　八县区防艾政策网络行动主体之间的关系数据分析

	五华	开远	蒙自	芒市	瑞丽	隆阳	大理	楚雄
政策执行中的网络个数	7	7	7	7	7	7	7	7
政策执行中行动主体数	11	9	10	10	11	10	9	9
网络中关系数量最小值	4	3	6	4	9	7	5	8
网络中关系数量最大值	24	35	30	28	44	27	22	18
网络中关系数量平均值	15.86	14.43	14.57	16.29	23.57	16.43	12.71	13.29
网络中关系数量标准差	6.69	12.96	8.36	9.55	12.04	8.58	6.24	3.64
离散系数	0.42	0.90	0.57	0.59	0.51	0.52	0.49	0.27

楚雄州楚雄市则与开远市情况相反，其形成的七个维度的政策网络中，9个行动主体在办公场地维度的网络中存在 8 条关系，而在技术支持维度的网络中存在 18 条关系，7 个网络中关系的标准差为 3.64，是八个县区中波动较小的。也就是说，楚雄市在防艾政策执行的各个维度中，行动主体之间的关系和互动差异不大，其防艾政策执行网络总体活跃度一般。

这说明，八个县区级防艾政策执行网络总体上呈现出高度活跃、中度活跃和低度活跃三种类型；但是，在具体的防艾政策执行维度方面，有的县区虽然总体活跃度不高，却在某些工作中表现得很活跃。这可以通过离散系数明确地得到验证。

离散系数测度数据的离散程度，特别是用于比较不同样本数据的离散程度。离散系数的大小，相应地反映了不同样本数据的离散程度大小。开远市离散系数最大，为 0.90，说明开远市防艾政策执行网络中行动主体有些方面联系多、互动多，有些方面联系少、互动少。楚雄市离散系数最小，为 0.27，说明行动主体在执行防艾政策时各个方面联系和互动差别不大，波动不大。

二、云南省八县区防艾政策执行网络的图形比较分析

以下，对政策执行不同维度的八个县区政策网络图进行图形对比分析，进一步展示云南省防艾政策执行中的网络变化。

（一）八县区在方案制定维度的政策网络比较

防艾政策的具体执行，往往需要社会组织的积极参与；同时，具体执行也需要进行计划和方案设计，类似于政策执行过程中的"政策制定"。表 6-3 中的数据反映出，大理州大理市、楚雄州楚雄市和德宏州芒市执行防艾政策时，比较注重当地防艾行动主体参与具体执行方案的设计和规划。当地行动主体彼此之间在防艾政策执行中的方案制定的关系（互动）数量和网络密度，与其他县区形成明显差异。这也意味着，假设沟通互动对共识形成具有影响力，那么这三个县区的政府组织与社会组织在如何具体执行防艾政策上达成的共识程度，相对而言是最高的。在政策网络分析中，密度是指行动主体之间存在的多重关系的程度。这里对密度的计算，是网络中行动主体之间实际存在的关系数量与理论上存在的关系数量最大值之比①。

表6-3　八县区方案制定维度的政策网络数据

	五华	开远	蒙自	芒市	瑞丽	隆阳	大理	楚雄
行动主体数	11	9	10	10	11	10	9	9
关系数量	12	6	8	16	13	12	14	13
网络密度	0.2182	0.1667	0.1778	0.3556	0.2364	0.2667	0.3889	0.3611

保山市隆阳区、德宏州瑞丽市、昆明市五华区在方案制定的政策网络中的行动主体互动和网络密度处于中等水平，即行动主体进行了一定的互动，对如何具体执行防艾政策的方案进行了一定程度的沟通，形成了一定的共识。红河州开远市和蒙自市则在方案制定方面的联系相对较少。

从图形上看（图6-1），首先，并不是八个县区所有防艾机构和组织都参与防艾具体方案的制定。表现为：政策网络图中有的节点是孤立的，并没有通过线段和其他任何节点有连接。这说明，行动主体在具体方案制定中没有和其他行动主体发生关系和互动，没有就方案制定内容等进行交流。尤其是，大部分方案制定仅局限于行政部门或卫生专业机构之间，即防艾办、疾控中心、医院等，社会组织的参与程度非常低。只有在芒市、瑞丽、大理和楚雄四个县区，其政策网络图反映出所有行动主体都不同程度参与了防艾政策执行中的方案制定。其次，县区防艾办和疾控中心是政策执行中方案制定的重要主体。尤其是五华、芒市、大理和楚雄四个县区，其政策网络图中可以看

---

① 李玫. 中国政策网络实证研究：基于云南省防治艾滋病政策实践的分析［M］. 北京：人民出版社，2017：76.

到代表防艾办和疾控中心的两个节点明显比其他行动主体的节点要大，更加突出。这表明在这四个县区，防艾办和疾控中心在具体防艾政策的规划方面具有更高的话语权和权力。以芒市政策网络图为例，防艾办和疾控中心主导了其他行动主体参与方案制定，彼此间产生的关系因而主要出现在防艾办、疾控中心与其他行动主体之间，而防艾办和疾控中心之外的其他行动主体很少就方案制定产生关系、交流和互动。

还有，社会组织（包括未在民政部门登记注册的草根组织）之间就方案制定的互动很少，反映出社会组织主动参与意识不高，组织化程度不高。尽管如此，瑞丽市的政策网络图也反映出当地社会组织参与方案制定的一种创新模式，即分级参与方案制定。首先，三个草根组织——惜景家园、树化玉和海岸线，与瑞丽红丝带产生方案制定方面的关系和互动；其次，红丝带与瑞丽妇儿中心进行方案制定的沟通；最后，妇儿中心与疾控中心存在联系，能够把最基层的社会组织对方案制定的看法及时分享。当然，也有像瑞丽瑞康园那样直接与疾控中心和防艾办进行方案制定的互动。

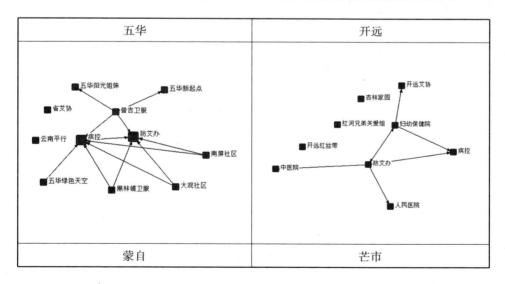

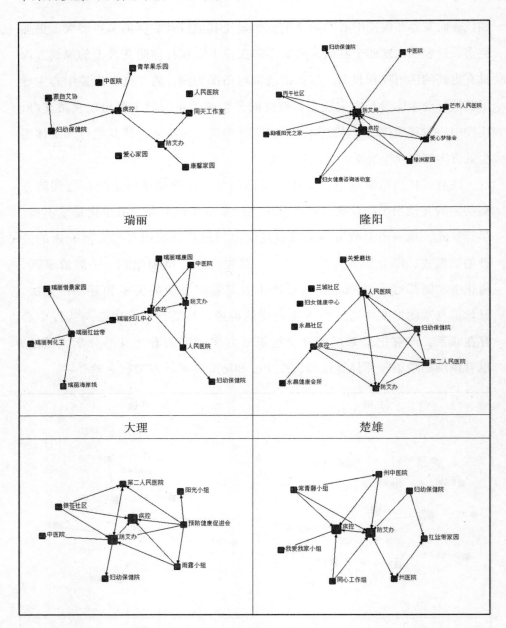

图 6-1 八县区方案制定维度的政策网络图

（二）八县区在资金支持维度的政策网络比较

从政策执行的必要条件来看，资金是重要的保障。防艾政策具体执行，需要建立在充足的资金供给基础上。因此，资金支持维度形成的政策网络，是理解防艾政策执行的重要视角。表6-4的数据反映出，楚雄市、大理市和瑞丽市执行防艾政策时，当地防艾行动主体在资金方面形成的联系较多。当地行动主体彼此之间在防艾政策执行中的资金支持的关系（互动）数量和网络密度，与其他县区形成一定差异。

表6-4 八县区资金支持维度的政策网络数据

	五华	开远	蒙自	芒市	瑞丽	隆阳	大理	楚雄
行动主体数	11	9	10	10	11	10	9	9
关系数量	14	4	13	13	18	12	11	12
网络密度	0.2545	0.1111	0.2889	0.2889	0.3273	0.2667	0.3056	0.3333

芒市、蒙自、隆阳、五华在资金支持维度的政策网络中的行动主体互动和网络密度处于中等水平，即行动主体进行了一定的互动，彼此之间形成一定的资金支持关系。红河州开远市防艾行动主体在资金方面的联系较少。

从图形上看（图6-2），与方案制定网络图相比，大部分县区的防艾机构在资金方面都存在联系，形成所有或几乎所有代表防艾行动主体的节点都被连接的政策网络图。可见，资金这个重要因素把更多的防艾政策主体联系了起来。八个县区几乎所有的行动主体以不同的（直接/间接）途径获得政府资金支持，而防艾办和疾控中心仍然是政策网络图中的主导者，即防艾政策资金的主要提供者。同时，医疗机构开始成为主要的行动主体，但基层医疗机构获得的资金管理权仍旧有限，仅仅以"挂靠"主体的身份存在。

资金支持存在两种途径：一种是大部分政策网络图反映出来的，获得政府防艾资金的组织直接从防艾办或疾控中心得到经费；另一种则是通过中介组织或挂靠的方式间接获得，比如，昆明市五华区和楚雄州楚雄市。五华区因为位处省会城市的特殊地位，能够通过省级社会组织——云南省艾协，间接获得政府防艾资金。楚雄市的常青藤小组作为一个草根组织，也是通过楚雄州中医院获得防艾办资金支持。政策网络图相对清晰地从财务和资金的视角，把防艾政策执行中行动主体之间的关系呈现出来。

需要说明的是，政策网络研究途径中，研究人员仅对问题做出解释，帮助参与调查的行动主体更好地理解问题，而行动主体则需要自己对调查问题作出回答。在此过程中，有可能出现理解上的不一致（尽管研究人员在场并做出解释），也有可能出现行动主体遗忘或做出的回答与实际情况不符，因而有可能导致问卷回答和分析结果不一定与客观情况完全吻合。比如，"与其他组织是否存在资金方面的关系"，从理论上和逻辑上分析，参与本研究调查的社会组织应该都能够在不同程度上获得政府提供的防艾资金，或者间接通过当地疾控中心或医院获得活动经费。八县区中绝大部分县区的社会组织做出的回答，与上述理论和逻辑分析情况一致。然而，本研究也注意到，开远市的社会组织都做出了与理论和逻辑分析相反的回答，原因可能如前述，或调查现场出现对问题的误解等。即便实情如此，个别县区特例也不会影响对整个八县区大致情况的判断。

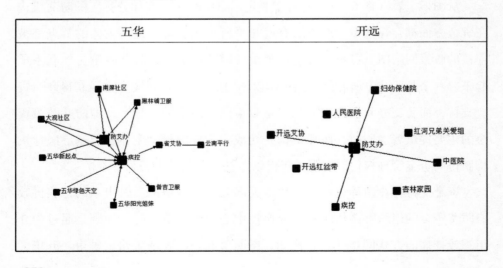

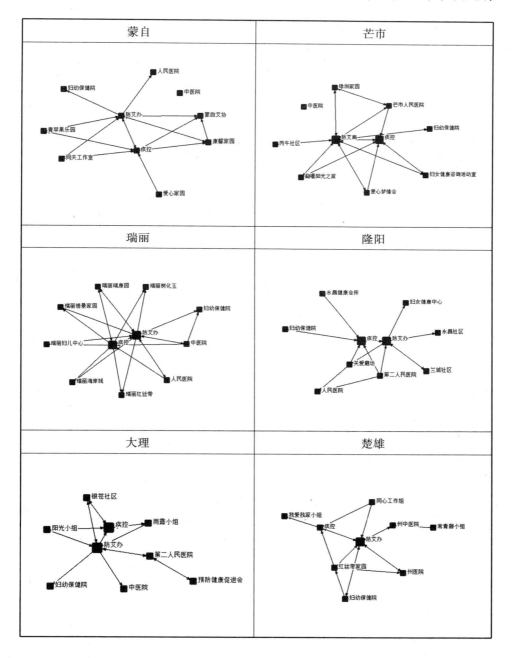

图6-2 八县区资金支持维度的政策网络图

（三）八县区在经费托管维度的政策网络比较

自 2012 年政府开始采取向社会组织购买服务的社会治理创新以来，政府资金成为防艾政策执行的主要部分，通过防艾办和疾控中心两个核心机构直接或间接提供给卫生专业机构和社会组织。在间接资金供给中，由于承担具体防艾工作的草根组织尚未在民政部门登记注册，还未成为具有法人资格的正式组织，无法在税局和银行得到对公账户，因此往往通过挂靠专业机构如医院的方式，来获得开展工作所需要的资金。这些草根组织，也必须按照经费托管单位的财务制度和要求进行账目报销。因此，在执行防艾政策过程中，经费托管成为一个了解政策执行的重要维度。表 6-5 中的数据反映出，楚雄市在执行防艾政策时，当地防艾行动主体在经费托管方面形成的联系较多。当地行动主体彼此之间在防艾政策执行中的经费托管的关系（互动）数量和网络密度，与其他县区形成一定差异。

表 6-5　八县区经费托管维度的政策网络数据

	五华	开远	蒙自	芒市	瑞丽	隆阳	大理	楚雄
行动主体数	11	9	10	10	11	10	9	9
关系数量	4	3	6	7	9	8	5	10
网络密度	0.0727	0.0833	0.1333	0.1556	0.1636	0.1778	0.1389	0.2778

隆阳、瑞丽、芒市、大理、蒙自在经费托管的政策网络中的行动主体互动和网络密度处于中等水平，即行动主体进行了一定的互动，彼此之间形成一定的经费托管关系。五华区和开远市的防艾行动主体在经费托管方面的关系较少。

从图形上看（图 6-3），由于经费托管只是获得政府资金来开展工作的途径之一，相当一部分组织也直接从防艾办和疾控中心获得资金，因此防艾政策执行中经费托管的政策网络图，相对而言比较简单，很多节点是散落的，表示与其他行动主体之间没有经费托管关系。

　　这个维度的政策网络图，展示了疾控中心独特的角色和地位。疾控中心既是资金的重要提供者，又是经费托管的管理者。防艾办对经费的管理角色则相对弱化得多。也就是说，具体执行防艾工作的组织和机构，特别是社会组织，很可能需要和疾控中心产生两个维度的关系——获得政府防艾资金，并且接受疾控中心对中标项目的经费管理。这也从一个非常微观的角度，说明了防艾办和疾控中心的角色差异。

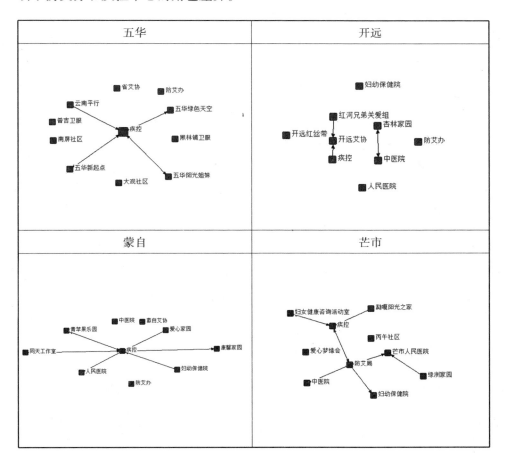

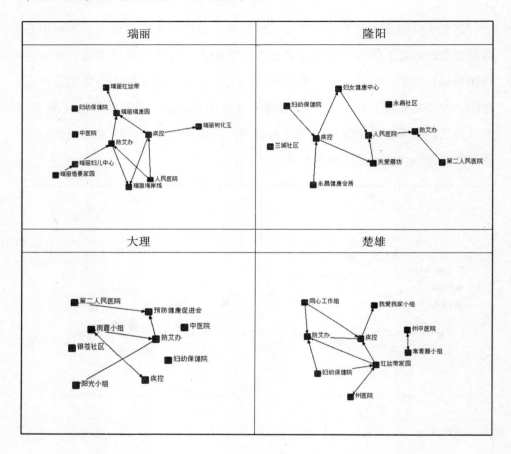

图6-3 八县区经费托管维度的政策网络图

（四）八县区在信息交换维度的政策网络比较

信息与资金一样，是政策执行过程中的重要因素。政策执行顺利与否，与行动主体之间的信息交换是否密切有直接关系。防艾政策执行中，往往强调资金的重要性，对信息交换的重要性及其对政策过程的价值认识不足。信息交换维度的政策网络图，能够解释除了资金之外政策执行顺利与否的原因。表6-6中的数据反映出，总体上八个县区行动主体在防艾政策执行的信息交换维度上产生的关系数量，明显高于前述的方案制定、资金支持和经费托管维度。其中，开远市和瑞丽市的行动主体彼此之间在防艾政策执行中的信息交换的关系（互动）数量和网络密度，与其他县区形成明显差异。

表6-6　八县区信息交换维度的政策网络数据

	五华	开远	蒙自	芒市	瑞丽	隆阳	大理	楚雄
行动主体数	11	9	10	10	11	10	9	9
关系数量	22	35	30	28	44	25	22	17
网络密度	0.4000	0.9722	0.6667	0.6222	0.8000	0.5556	0.6111	0.4722

蒙自、芒市、大理、隆阳在信息交换的政策网络中的行动主体互动和网络密度，处于中等水平。五华区和楚雄市的防艾行动主体在信息交换方面的联系较少。

从图形上看（图6-4），防艾政策执行中信息交换的政策网络图，节点之间的连线很多，没有任何一个散落的节点，表示信息交换关系很多。这亦验证了前述观点，即八个县区行动主体在防艾政策执行的信息交换维度上，产生的关系和互动较多。

信息交换的政策网络图，也展示了云南省防艾政策执行中以"防艾办—疾控中心—专业机构"为中心的特点，本研究称其为"三驾马车"模式，即这三类组织和机构在信息交换中位于中心地位。蒙自、瑞丽、隆阳和楚雄的政策网络图明显呈现出这三个中心。这说明，八个县区在执行防艾政策过程中，既有充分的行动主体之间的信息交换，又有防艾办、疾控、医院等作为核心所连接促成的信息交换。信息交换既有广度，又有深度；既有民主，又有集中；既有社会参与，又有政府统合。从信息交换维度，更加明晰地反映出云南省防艾政策执行乃至防艾工作取得成功的另一重要原因（除资金之外）。

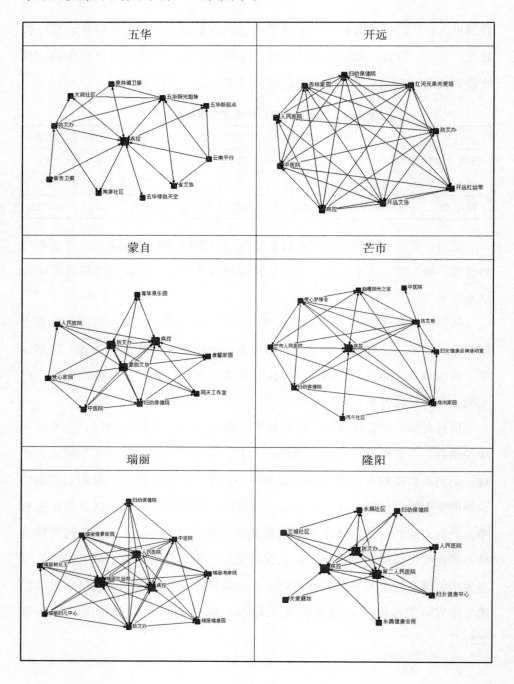

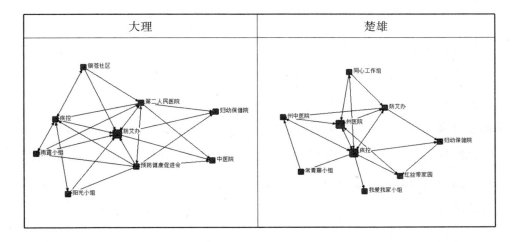

图 6-4　八县区信息交换维度的政策网络图

当然，也存在其他类型的信息交换类型。比如，在五华区和芒市的政策网络图中，疾控中心或防艾办作为单一核心，其地位相对其他行动主体更加突出一些，但其他行动主体间仍然存在较为充分的信息交换关系。再比如，类似于开远市的信息交换类型，其政策网络图中没有明显处于中心位置的行动主体，几乎每个行动主体都与其他行动主体存在信息交换关系，因此展现出一幅广泛、充分和民主的信息交换图景，这也就可以解释为何开远市在方案制定、资金支持、经费托管等维度下，行动主体之间存在关系和互动不多的情况下，依然能够很好执行防艾政策的原因。这也说明，信息和信息交换在政策执行过程中能够发挥重要的作用，以及对其他要素条件不充分的情况下起到弥补的作用。

（五）八县区在技术支持维度的政策网络比较

防治艾滋病是一个复杂、特殊而专业性较强的政策领域。技术支持常常是防艾工作中的一个高频词，其含义可以包括从生物医学到行为干预所需要的方方面面的专业知识和操作技术等。因而，本研究认为，这是防艾政策区别于其他政策领域的一个重要标志和维度，这个维度的政策网络图，也能用于理解和解释防艾政策的执行。

防艾政策中不同的群体从各自不同的职业和工作角度出发，对技术支持的理解往往也存在多样化的特点。如果说信息交换包括非常广泛的内容，那么技术支持则是特指与行动主体本身的工作内容和专项业务最相关、最直接展开的知识分享、设施供给、操作干预等专业性较强的信息沟通和活动，因而可以与信息交换维度相辅相成，对政策执行过程做更充分和更细致的剖析。

表6-7的数据反映出，总体上八个县区行动主体在防艾政策执行的技术支持维度上产生的关系数量，虽然与信息交换相比略微少一些，但还是比较充分的。开远市和瑞丽市的行动主体彼此之间在防艾政策执行中的技术支持的关系（互动）数量和网络密度，略高于其他县区。

表6-7　八县区技术支持维度的政策网络数据

	五华	开远	蒙自	芒市	瑞丽	隆阳	大理	楚雄
行动主体数	11	9	10	10	11	10	9	9
关系数量	18	23	14	17	33	24	15	18
网络密度	0.3273	0.6389	0.3111	0.3778	0.6000	0.5333	0.4167	0.5000

隆阳、楚雄和大理在技术支持的政策网络中的行动主体互动和网络密度，处于中等水平。芒市、五华和蒙自的防艾行动主体在技术支持方面的联系较少。

从图形上看（图6-5），开远、蒙自、芒市、瑞丽和隆阳在技术支持维度的政策网络图也呈现了防艾办—疾控中心—专业机构"三驾马车"模式，类似于信息交换维度的网络图。医院在这个维度上体现了更重要的地位，成为更加核心的行动主体。这也说明了技术支持维度的专业性，即需要卫生专业机构才能够担负起技术支持的职能，发挥专业作用，做好防艾政策执行的专业技术基础。当然，也有以疾控中心为主要技术支持来源的政策网络图，比如五华。这反映出，网络中能够提供技术支持的行动主体较为有限，疾控中心需要承担更多的关于专业技术方面的工作和压力。总之，无论医院还是疾控中心，两者在政策网络图中的核心地位，验证了政策执行的另一要素——技术的重要性。

同时，研究也注意到，通过政策网络图形的微观和细节分析，疾控中心在云南省防艾政策执行过程中的角色和功能，表现得越来越形象和丰富。从方案制定开始，疾控中心在县区政策网络中的核心地位就开始显现。疾控中心不仅是资金提供者，帮助社会组织完成中标的防艾项目，还在一些县区扮演"经费管理者"的角色，帮助社会组织管理其中标防艾项目的具体经费。在技术支持维度，疾控中心在县区政策网络中的地位更加突出，因为疾控中心本身就是一个专业技术部门。在涉及诸多如医学、流行病学、公共卫生等专业知识领域的艾滋病防治问题上，技术要素发挥着关键的作用，有时候甚至会超过行政要素，因为艾滋病病毒的传播不以人的意志为转移。行政机关、决策体系等在防艾政策领域当然是重要和不可或缺的，同样需要受到重视的，还有卫生专业技术部门，如疾控中心。其角色的多样性和不可取代性，对于防艾政策的有效执行起到重要作用。这些都可以通过政策网络图清晰地、具体地一一呈现。因此，在未来防艾工作中，如何更全面地认识疾控中心的角色和功能，本研究从政策网络途径提供了新的论证依据。

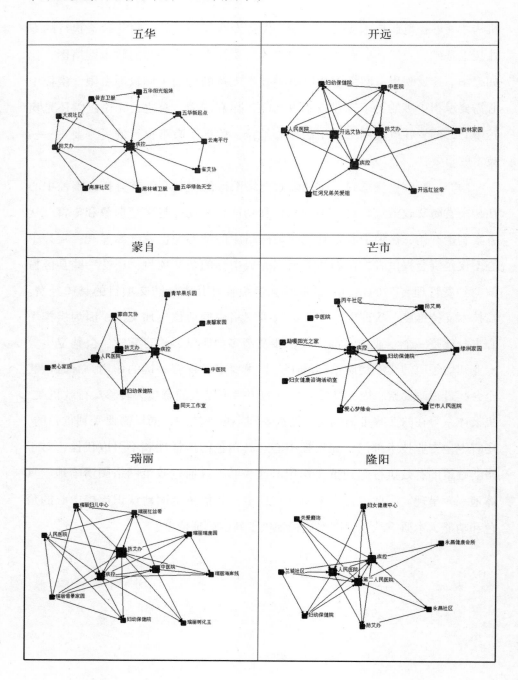

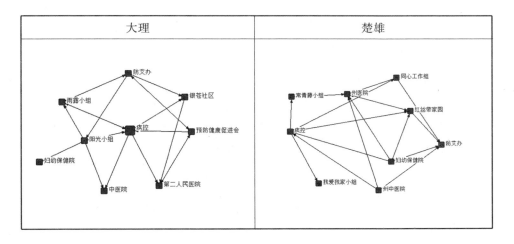

图 6-5　八县区技术支持维度的政策网络图

（六）八县区在办公场地设备支持维度的政策网络比较

办公场地设备支持维度反映了防艾政策执行中的一个特点——许多社会组织和草根组织无法承担专门的办公场地租金和购买办公设备的经费。没有固定办公地点、缺乏办公设备和用品，看起来微不足道，但也许会成为防艾政策执行中"压死骆驼的最后一根稻草"。因而，从这个维度来构建政策网络图，可以尝试增加一个理解防艾政策执行的新视角。

由于各县区条件存在差别，有的县区的社会组织条件可能较好，并不需要其他行动主体给予办公场地和设备的支持，因而政策网络图总体上呈现连线不多、节点散落的特点。表 6-8 的数据反映出五华区和瑞丽市在执行防艾政策时，当地防艾行动主体在办公场地设备支持方面形成的联系较多。当地的行动主体之间在防艾政策执行中的办公场地的关系（互动）数量和网络密度，与其他县区形成一定差异。

表6-8 八县区办公场地维度的政策网络数据

	五华	开远	蒙自	芒市	瑞丽	隆阳	大理	楚雄
行动主体数	11	9	10	10	11	10	9	9
关系数量	17	5	10	4	22	7	5	8
网络密度	0.3091	0.1389	0.2222	0.0889	0.4000	0.1556	0.1389	0.2222

楚雄、蒙自、隆阳、大理、开远在办公场地的政策网络中的行动主体互动和网络密度处于中等水平，即行动主体之间形成一定的办公场地设备支持关系。芒市的防艾行动主体在办公场地设备支持方面的联系较少。

这个维度的政策网络图（图6-6），同样展示了疾控中心独特的角色和地位。如前所述，疾控中心既是资金的重要提供者、经费托管的管理者和专业技术的支持者，又为其他行动主体提供办公场地和设备的支持。这为理解疾控中心在防艾政策执行中的核心作用和地位，提供了又一个证据。

反过来，值得思考的是，在政府大力支持、社会广泛参与的防艾人民战争中，疾控中心扮演如此多的角色，承担着众多宏观的、中观的和微观的职责，面对着正式的和非正式的组织，从事着与自身专业相关的和关联不大的具体工作，是否有些不堪重负呢？不堪重负之下，是否会影响其在防艾政策中应该发挥的核心功能和作用呢？

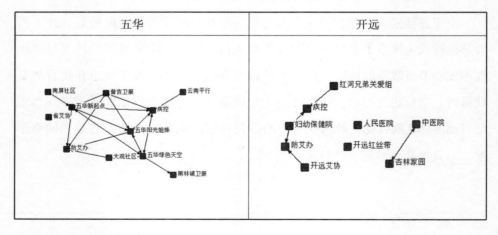

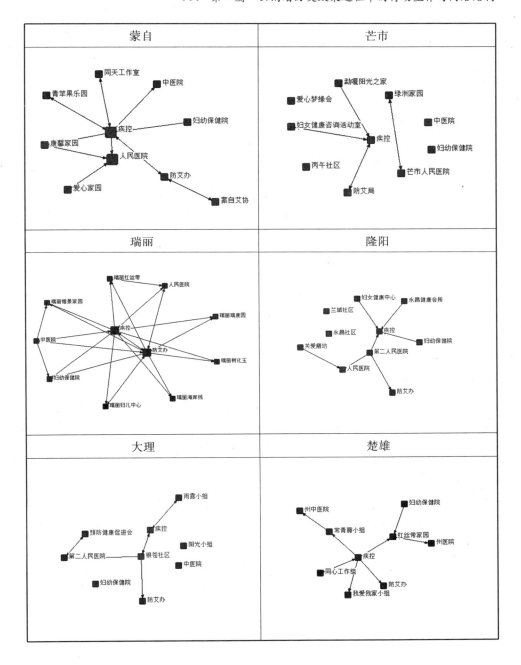

图6-6 八县区办公场地维度的政策网络图

另外，五华区的办公场地设备支持维度政策网络图，展现了行动主体之间比较充分的关系和互动，特别是社会组织之间能够提供一定的这个维度的支持和帮助。因而，整个政策网络图并没有形成以疾控中心为核心的图形，反而是几个社会组织出现在图形的中心位置，这一点是区别于其他县区的鲜明特点。本研究认为，这反映了五华区位于省会城市的优势，社会组织有可能获得了更多资源，因而能够相互帮助。也可能反映出，五华区社会组织自力更生的能力更强，主观能动性更强，相互支援能力更强。

（七）八县区在共同参加现场活动维度的政策网络比较

防艾政策执行涉及许多现场活动，如宣传教育、技术讲座等。如果县区行动主体能够经常与其他行动主体共同参加现场活动，那么它们的思想、价值、知识、技术等方面能够得到更多机会交流，也有利于促进有效的防艾政策执行。因此，本研究认为，共同参与现场活动是观测、理解防艾政策执行过程的又一个维度。

表6-9的数据反映出，总体上八个县区行动主体在防艾政策执行的技术支持维度上产生的关系数量是比较充足的。开远市、隆阳区和蒙自市的行动主体彼此之间在防艾政策执行中的共同参与现场活动的关系（互动）数量和网络密度，均高于其他县区。其他县区（五华、芒市、瑞丽、大理和楚雄）在共同参与现场活动维度的政策网络差别不大，也有充足的联系和互动。

表6-9　八县区现场活动维度的政策网络数据

	五华	开远	蒙自	芒市	瑞丽	隆阳	大理	楚雄
行动主体数	11	9	10	10	11	10	9	9
关系数量	24	25	26	21	29	27	17	15
网络密度	0.4364	0.6944	0.5778	0.4667	0.5272	0.6000	0.4722	0.4167

从图形上看（图6-7），共同参与现场活动的政策网络图，呈现了作为防艾工作领导机构的防艾办和疾控中心的"双头"模式。除五华区之外，其他

七个县区的政策网络图均鲜明地呈现这个特点。五华区则体现了另一个特点，即社会组织（如五华新起点）成为共同参加现场活动维度的政策网络图的核心行动主体。

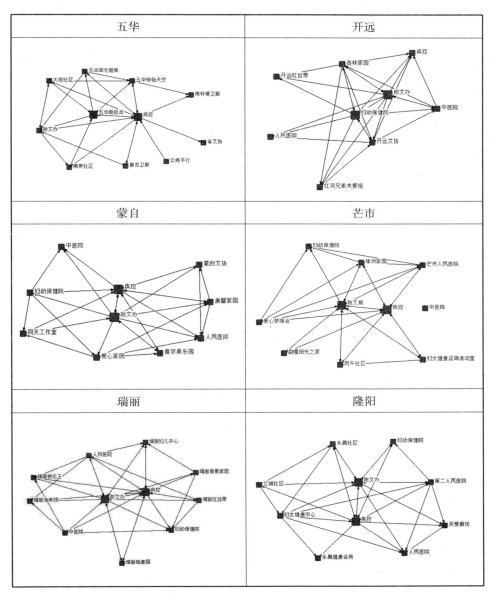

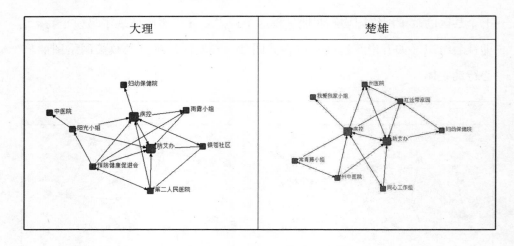

图 6-7 八县区现场活动维度的政策网络图

三、云南省八县区防艾政策执行网络的特点比较分析

（一）云南省八县区防艾政策执行网络的总图分析

以上把云南省八个县区的防艾政策执行具体细化到政策执行的七个维度，进行了各个维度下政策网络图的对比分析。如果把这七个维度看成七个点，行动主体在七个维度形成的关系数量密度作为七个点的测度，那么这七个点很形象地构成了一个县区的总的防艾政策执行网络，从而用直观的图形呈现出各县区防艾政策执行的整体情况。表 6-10 汇总了八县区在政策执行七维度上各网络密度值。

表 6-10 八县区防艾政策执行七维度的网络密度

	方案制定	资金支持	经费托管	信息交换	技术支持	办公场地	现场活动
五华	0.2182	0.2545	0.0727	0.4000	0.3273	0.3091	0.4364
开远	0.1667	0.1111	0.0833	0.9722	0.6389	0.1389	0.6944
蒙自	0.1778	0.2889	0.1333	0.6667	0.3111	0.2222	0.5778

	方案制定	资金支持	经费托管	信息交换	技术支持	办公场地	现场活动
芒市	0.3556	0.2889	0.1556	0.6222	0.3778	0.0889	0.4667
瑞丽	0.2364	0.3273	0.1636	0.8000	0.6000	0.4000	0.5272
隆阳	0.2667	0.2667	0.1778	0.5556	0.5333	0.1556	0.6000
大理	0.3889	0.3056	0.1389	0.6111	0.4167	0.1389	0.4722
楚雄	0.3611	0.3333	0.2778	0.4722	0.5000	0.2222	0.4167

本研究采用雷达图进行图形呈现。雷达图能够跳出常规的政策评价方式，提供一种新的方式，从图形的角度整体上反映每个县区防艾政策执行网络的情况及特点，从而进一步丰富对防艾政策在各个县区执行情况的理解。

图形采用前面分析中测算出的行动主体在政策执行七个维度的关系数量密度，代表七个点的值。理论上，每个县区在每个点上的密度值越大，说明在这个点上县区的行动主体之间的关系和互动越充分、网络越活跃，图形呈现向外"隆起"的趋势，县区的防艾政策执行网络会是一个"饱满"的网络。这个防艾政策执行网络的图形特点能够反映一个县区防艾政策的执行情况，也能够从图形的角度直观地说明为什么一个县区的防艾工作做得好。反之亦然，如果一个县区在每个点上的密度值越小，说明在这个点上县区的行动主体之间的关系和互动越不足、网络越不活跃，图形呈现向内"凹陷"的趋势，县区的防艾政策执行网络会是一个"干瘪"的网络。继而，从该图也能够大致判断一个县区的防艾政策执行情况及防艾工作的效果如何。

雷达图不仅能够反映县区防艾政策执行网络的整体情况，还能够直观发现防艾执行工作中的"长板"和"短板"，为未来工作的改进提供依据。图6-8至图6-15为每个县区用雷达图呈现的总的防艾政策执行网络图和前述用UCINET软件制作的七维度政策网络图。

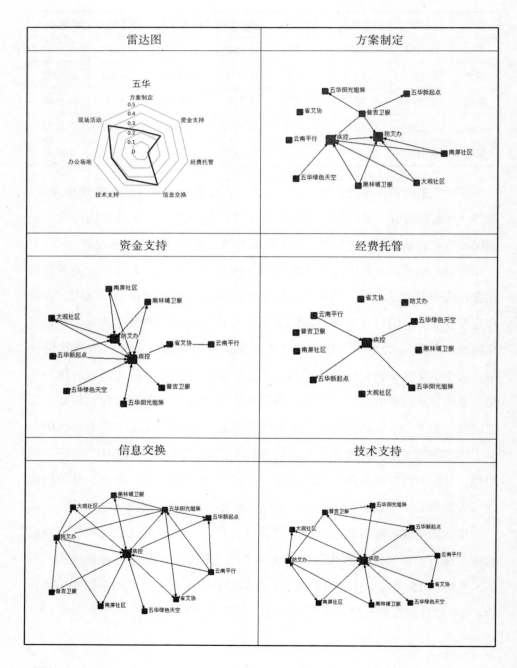

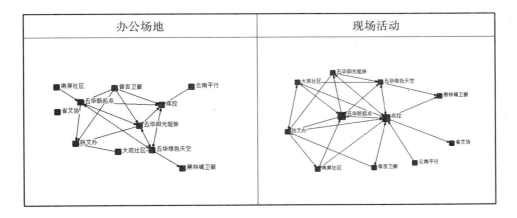

图 6-8 五华区防艾政策执行网络图形汇总

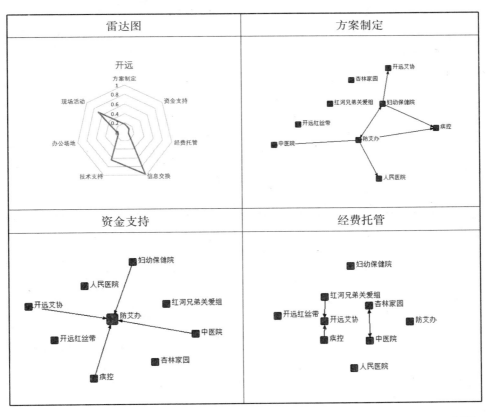

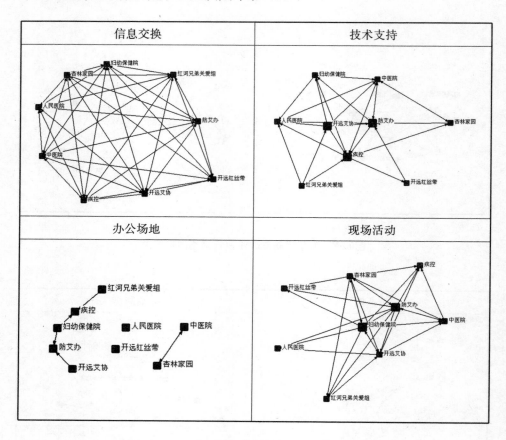

图6-9 开远市防艾政策执行网络图形汇总

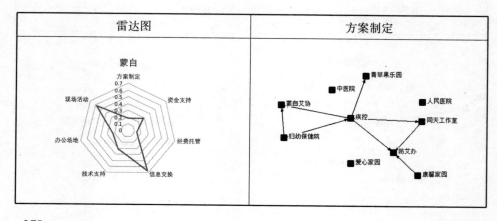

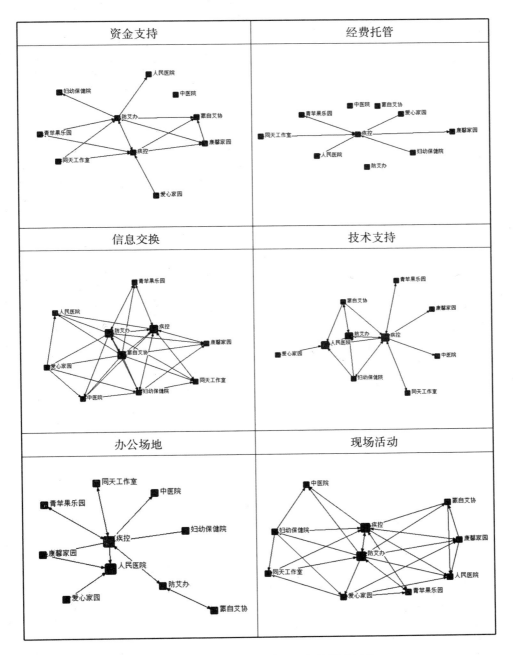

图 6-10 蒙自市防艾政策执行网络图形汇总

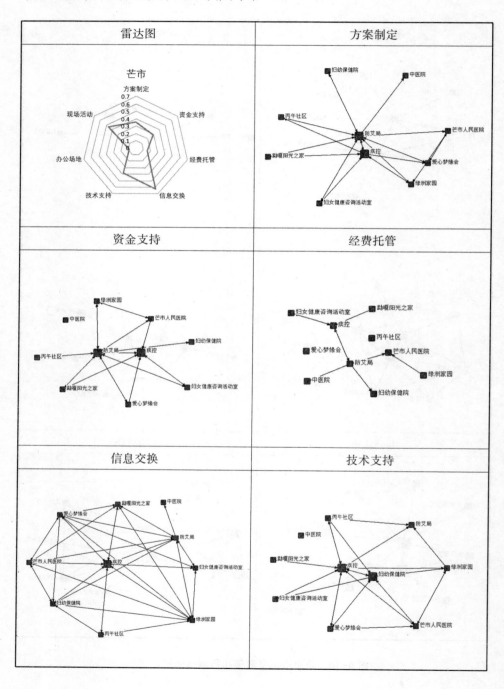

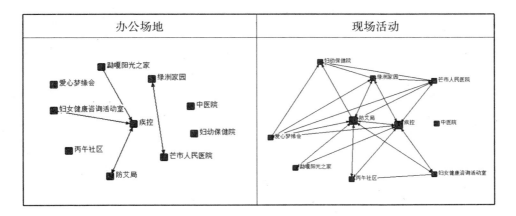

图 6-11   芒市防艾政策执行网络图形汇总

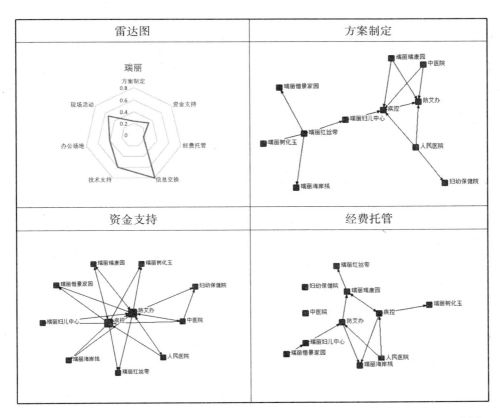

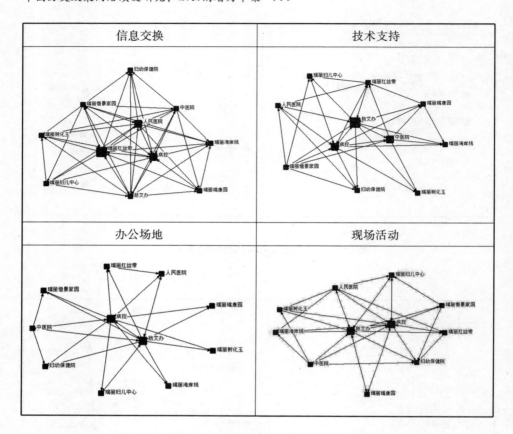

图 6-12 瑞丽市防艾政策执行网络图形汇总

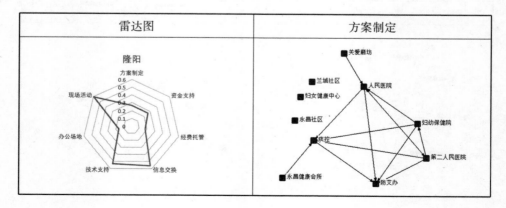

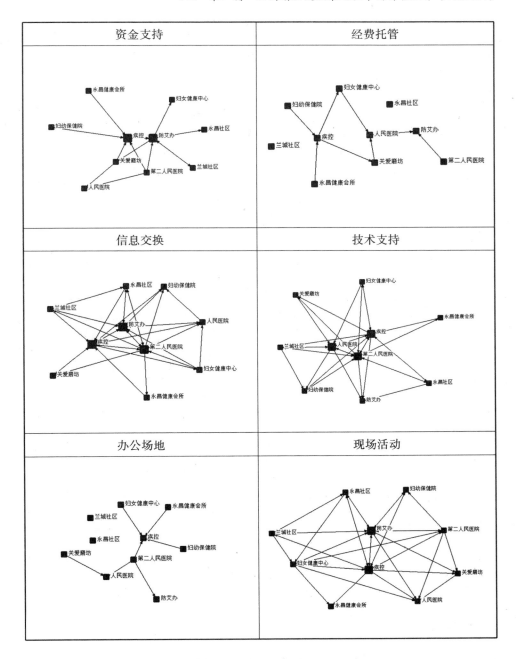

图6-13　隆阳区防艾政策执行网络图形汇总

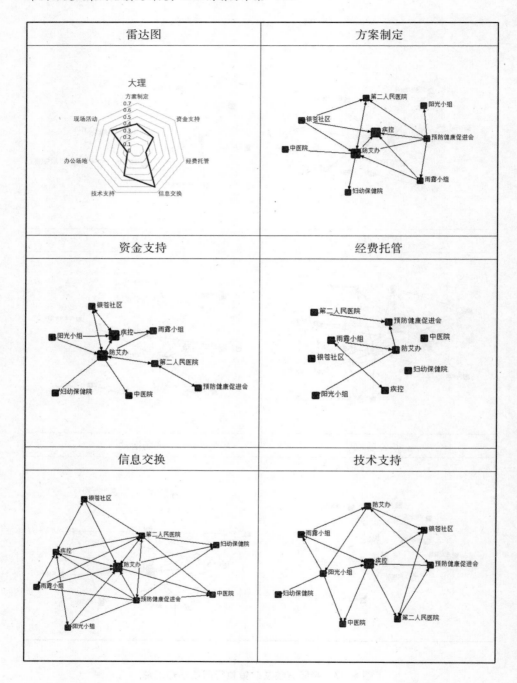

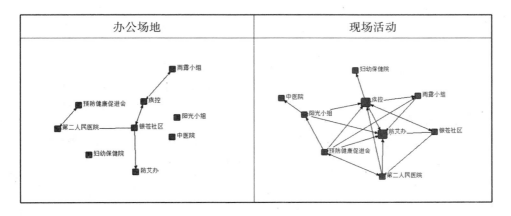

图 6-14 大理市防艾政策执行网络图形汇总

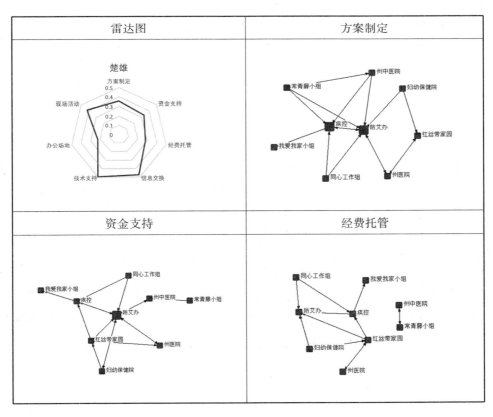

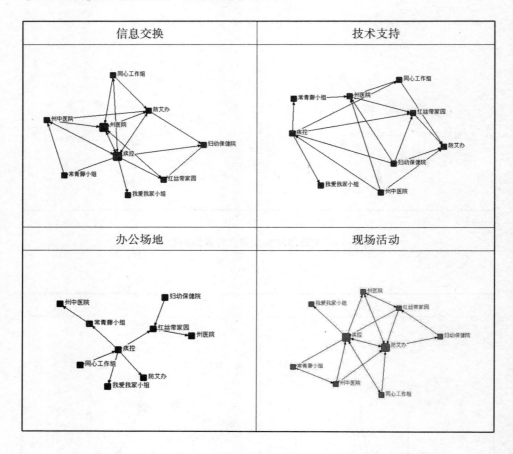

图 6-15　楚雄市防艾政策执行网络图形汇总

　　将以上八个县区防艾政策执行网络雷达图汇总，如图 6-16。从图中可以看出，八个县区的防艾政策执行网络存在形态上的明显差异，特点也不尽相同。有的县区网络图形比较方正、匀称，防艾政策执行七维度的密度值相差不大；有的县区网络图形则有非常明显的向内"凹陷"和向外"隆起"的部分，主要是因为防艾政策执行七维度的密度值差异较大。

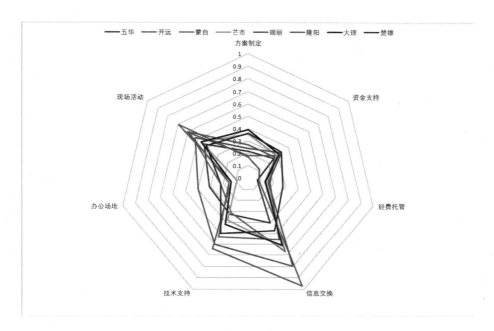

图6-16　八县区防艾政策执行网络密度雷达图（总图）

（二）云南省八县区防艾政策执行网络的细分图分析

为进一步进行比较分析，把八县区防艾政策执行网络密度雷达图（总图）分解为单个图形，如图6-17所示。

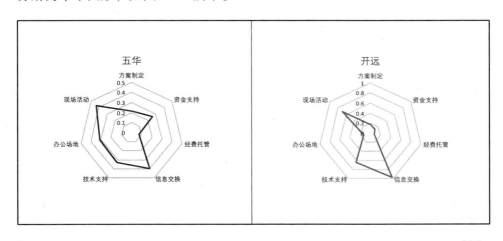

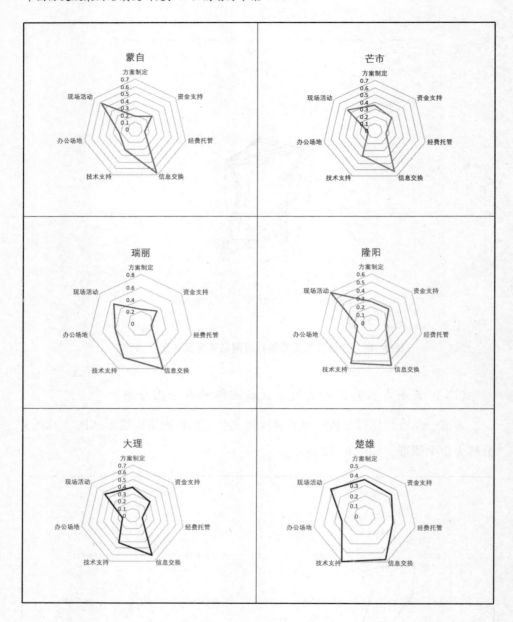

图 6-17 八县区防艾政策执行网络密度雷达图（细分图）

五华区防艾政策执行网络，整体上看起来方正、匀称，仅在经费托管这个维度上向内"凹陷"。这说明，五华区在政策执行各维度上网络行动主体形成的关系和互动差异不大，行动主体在经费托管方面形成的关系和互动相对较少。需要指出的是，五华区防艾政策执行网络七个密度值最大值仅为现场活动维度的0.4364，因而整个网络虽然方正，却比较小，表明行动主体形成的关系和互动总体上并不充分。同时，五华区行动主体在经费托管维度上形成的关系和互动，在所有八县区中是最少的，密度值最小，为0.0727。在信息交换维度上，虽然密度值为0.4000，但仍旧是所有八县区中最小的。

开远市防艾政策执行网络，整体上看起来比较两极分化——有非常明显的向外"隆起"和向内"凹陷"。这说明，在政策执行各维度上网络行动主体形成的关系和互动差异相当大，行动主体在信息交换、现场活动和技术支持方面形成的关系和互动，相对其他四个维度要充分得多。开远市防艾政策执行网络的方案制定、资金支持、经费托管和办公场地这四个维度的密度值都非常小，因而图形有很明显的向内"凹陷"，整体上显得不够方正。同时，开远市行动主体在信息交换、现场活动和技术支持维度上形成的关系和互动，在所有八县区中是最多的，密度值最大，分别为0.9722、0.6944和0.6389；而在方案制定和资金支持维度上形成的关系和互动，在所有八县区中是最少的，密度值最小，分别为0.1667和0.1111。这表明，开远市行动主体形成的关系和互动总体上不均衡，网络的"短板"和"长板"都很明确。

蒙自市防艾政策执行网络，整体上包含了五华区和开远市的特点。与开远市情况类似，蒙自市的行动主体在信息交换方面形成的关系和互动，相对其他六个维度要充分得多，因此也有一个明显的向外"隆起"，密度值为0.6667；与五华区情况类似，整个网络并不大——除了信息交换、现场活动（密度值为0.5778）维度外——行动主体形成的关系和互动也不充分。同时，蒙自市行动主体在技术支持维度上形成的关系和互动，在所有八县区中是最少的，密度值最小，为 0.3111。

芒市防艾政策执行网络，整体上类似开远市，向外"隆起"是很明确的。这说明，在政策执行各维度上网络行动主体形成的关系和互动存在一定的差异，行动主体在信息交换方面形成的关系和互动，相对于其他六个维度要充分得多，密度值为 0.6222。但是，不同于开远市的是，芒市防艾政策执行网络的现场活动、方案制定、资金支持和技术支持这四个维度的密度值并不小，而且相对差异不大，因而整个网络会比开远市更加向外扩展一些。当然，由于芒市在防艾政策执行的办公场地和经费托管维度上的密度值也很小，分别为 0.0889 和 0.1556，因而图形也有明显的向内"凹陷"，整体上仍旧不够方正。同时，芒市行动主体在办公场地维度上形成的关系和互动在所有八县区中是最少的。这一点与上述五华区、开远市和蒙自市的情况不同，这三个县区各自的防艾政策执行网络中最小密度值的维度均为经费托管。

瑞丽市防艾政策执行网络，整体类似一个"扩大版"的五华区网络，比较方正、匀称，仅在经费托管这个维度上向内"凹陷"。这说明在政策执行各维度上网络行动主体形成的关系和互动差异不大，仅仅在经费托管方面形成的关系和互动相对较少。瑞丽市行动主体在办公场地维度上形成的关系和互动，在所有八县区中是最多的，密度值最大，为 0.4000。同时，瑞丽市在信息交换维度上形成的关系和互动非常充分，密度值为 0.8000，且在其他维度上（除经费托管外）的密度值也不小，而且差异不大，因而整体上网络显得很均衡，也相对较大。这一点与五华区防艾政策执行网络明显不同，虽然网络结构类似，但大小差异明显。

隆阳区防艾政策执行网络，整体上包含了芒市和瑞丽市的特点。与芒市情况类似，隆阳区的行动主体在现场活动、信息交换和技术支持方面形成的关系和互动较为充分，密度值分别为 0.6000、0.5556 和 0.5333，因此也有明显的三个向外"隆起"。但是，与芒市情况不同的是，在其他四个维度上，隆阳区防艾政策执行网络没有明显的"凹陷"。虽然办公场地维度的密度值是七个维度中最小的（0.1556），网络图形略有"凹陷"，但由于在其他维度上的密度值不太小，因而作为整个防艾政策执行网络来说，总体很均衡，也相对不小，这一点比较类似于瑞丽市的防艾政策执行网络的特点。当然，与瑞丽市相比，隆阳区防艾政策执行网络的向外舒展程度不足，因为其行动主体形成的关系和互动总体上没有瑞丽市那样充分。

大理市防艾政策执行网络整体上类似芒市的特点，有明确的向外"隆起"，也有明显的"凹陷"。在政策执行各维度上，网络行动主体形成的关系和互动存在一定差异。大理市的行动主体在信息交换方面形成的关系和互动，相对于其他六个维度要充分得多，密度值为 0.6111。在防艾政策执行的办公场地和经费托管维度上密度值相对其他维度要小一些，均为 0.1389，因而图形也有很明显的向内"凹陷"，整体上仍旧不够方正。除此之外，大理市防艾政策执行网络的其他维度的密度值并不小，而且相对差异不大，因而整个网络相对还是比较向外扩展的。

楚雄市防艾政策执行网络整体上类似瑞丽市，比较方正、匀称，没有明显的向内"凹陷"。这说明在政策执行各维度上，网络行动主体形成的关系和互动差异不大，仅仅在办公场地方面形成的关系和互动相对较少，但与其他县区在这个维度上的密度值相比，也并不小。楚雄市行动主体在资金支持和经费托管维度上形成的关系和互动，在所有八县区中是最多的，密度值最大，分别为 0.3333 和 0.2778。同时，楚雄市在技术支持和信息交换维度上形成的关系和互动也相对充分，密度值为 0.5000 和 0.4722，因而整体上网络显得很均衡。与瑞丽市不同的是，楚雄市防艾政策执行网络中密度值最大的技术支持也相对较小，为 0.5000，因此，虽然与瑞丽市网络结构类似，但网络较之要小很多。

（三）云南省八县区防艾政策执行网络的统计分析

对八县区防艾政策执行网络进行进一步统计分析（表 6-11、表 6-12），按照七个维度网络密度在八个县区之间进行名次排序，密度最高的政策网络排名 1，最低的则排名 8。在每个维度上排名为前三位的县区，标注阴影。表格信息与上图的图形信息相吻合，且更直观地呈现出八县区在执行防艾政策时的整体情况。从表中可以看出，在防艾政策执行的七个维度中，瑞丽市有五个维度的政策网络密度排在前三名，是八个县区中最多的，也与其他县区拉开了差距。这反映了瑞丽市防艾政策网络的整体水平，也能从一个新的角度解释瑞丽市多年来的防艾政策执行效果。

表 6-11　八县区防艾政策执行七维度的网络密度排名

	五华	开远	蒙自	芒市	瑞丽	隆阳	大理	楚雄
方案制定	6	8	7	3	5	4	1	2
资金支持	6	7	4	4	2	5	3	1
经费托管	8	7	6	4	3	2	5	1
信息交换	8	1	3	4	2	6	5	7
技术支持	7	1	8	6	2	3	4	5
办公场地	2	6	3	7	1	5	6	4
现场活动	7	1	3	6	4	2	5	8

开远市呈现出自己的防艾政策执行网络特点。在防艾政策执行的七个维度中，开远市有三个维度的政策网络密度排名第一。这些维度上的行动主体联系频繁、互动充足，能够弥补其他方面的关系不足——开远市在其他四个维度上排名为倒数三位——因而，整体上仍然能够形成有利于有效执行防艾政策的网络。如果用"全面发展"来形容瑞丽市的防艾政策执行网络，那么开远市的防艾政策执行网络可以描述为"特长生"。

表6-12 八县区防艾政策执行七维度的网络密度数据

	五华	开远	蒙自	芒市	瑞丽	隆阳	大理	楚雄
八县区密度 均值及排序	0.2883	0.4008	0.3397	0.3365	0.4364	0.3651	0.3532	0.3690
	8	2	6	7	1	4	5	3
标准差	0.1217	0.3600	0.2040	0.1812	0.2217	0.1907	0.1733	0.1011
离散系数 及排序	0.42	0.90	0.57	0.59	0.51	0.52	0.49	0.27
	2	8	6	7	4	5	3	1
偏态系数 及分布	−0.737	0.692	0.925	0.172	0.505	0.234	−0.029	−0.118
	中度	中度	近似高度	低度	中度	低度	对称	低度

从离散系数来看，将八个县区防艾政策网络密度的离散系数进行排序（从小到大），分别为：楚雄、五华、大理、瑞丽、隆阳、蒙自、芒市、开远。离散系数大，说明数据的离散程度也大；离散系数小，说明数据的离散程度也小。楚雄防艾政策离散系数最小（0.27），说明楚雄在防艾政策执行中行动主体在七个维度上的联系和互动情况相差不大。开远防艾政策离散系数最大（0.90），说明开远在防艾政策执行中行动主体在七个维度上的联系和互动情况相差较大。

从偏态系数来看，当偏态系数大于1或小于−1时，称为高度偏态分布；当偏态系数在0.5~1或−1~−0.5，被认为是中度偏态分布；偏态系数越接近0，偏斜程度就越低，数据分布是对称的。分析八个县区防艾政策网络密度的偏态系数情况如下：大理防艾政策执行网络七维度密度值近似对称分布；芒市、隆阳、楚雄的防艾政策执行网络七维度密度值的偏斜程度低；瑞丽、蒙自、开远、五华的防艾政策网络维度密度呈现中度偏态分布。

当偏态系数为正值时，表示正偏或右偏，反映行动主体在政策执行七维度上形成的关系密度值向数轴的右边即大的值这个方向偏斜；当偏态系数为负值时，则表示负偏或左偏，反映行动主体在政策执行七维度上形成的关系密度值向数轴的左边即小的值这个方向偏斜。

　　本章对云南省 2012 年采取政府向社会组织购买防艾服务政策以来的县区级政策执行网络，从政策执行七个维度形成的网络特点出发进行了分析、归纳，并对八个县区网络图结构及特点进行比较分析，在政策执行的微观层面上诠释云南省防艾政策网络的发展与变化。

　　至此，本研究完成了从宏观层面到微观层面的多元视角下对云南省防艾政策网络的发展与变化分析：从防艾项目的发展历程、采取政府购买防艾服务的社会治理创新举措，到防艾政策网络发挥的主要功能及取得的成效等宏观层面概括总结的质性分析；从防艾政策网络行动主体发展变化到政策过程中制定和执行阶段形成的不同网络的变化特点，再到云南省采取政府购买防艾服务政策后县区级防艾政策执行网络的比较分析，即微观层面的图形分析和量化分析。在此基础上，本研究将对云南省防艾政策网络演变过程中的特点和不足进一步归纳总结，并对未来防艾政策网络在我国的发展趋势做出推测和建议。

第三篇 03

云南省防艾政策网络演变的特点与趋势

第七章

云南省防艾政策网络演变的主要特点及不足

一、云南省防艾政策网络演变的主要特点

（一）政府的角色和地位更加重要

在我国，根据《艾滋病防治条例》，政府对艾滋病综合防治工作负总责。防艾工作的开展和取得的成效，根本上是因为政府的核心角色和领导地位。根据国务院办公厅《关于印发中国遏制与防治艾滋病"十三五"行动计划的通知》，云南省近年来不断加强组织领导，将防治工作纳入政府工作重要议事日程和考核内容，制定符合云南省疫情特点和工作实际的防治规划，定期分析和研判艾滋病流行形势，落实管理责任制，明确部门工作目标和工作任务。政府在防艾工作中的重要职责之一，是设立防治艾滋病工作委员会，明确各部门职责，严格责任追究制度；定期研究艾滋病防治工作，制定和出台艾滋病防治政策，审批和下发工作规划与实施方案；充分发挥地方各级防治艾滋病工作委员会等协调机制作用，加强对全省防治工作的统筹协调，形成防治合力；实行政府一把手负责制，进一步完善艾滋病防治工作机制，有效控制疫情。

在云南省，政府的职责还体现在认真开展艾滋病综合防治示范区建设工作，探索适合云南省不同流行水平、不同传播特点的工作模式，着力解决重

点难点问题，增强防治效果。2012 年以来，云南省在全国率先开始政府向社会组织购买防艾服务，既反映了云南省社会治理的创新，又进一步加强了政府在防艾工作中的角色和地位；政府在防艾政策过程中的重要性，不仅体现在防艾政策的制定中，还反映在防艾政策的执行过程中。

如前面章节所述，在云南省采取社会治理创新方式——政府购买防艾服务以来，以政府为核心和领导的科层制，进一步成为县区级防艾政策执行的主要方式。

在 2012 年以前，云南省防艾政策执行过程中，政府包括县区级政府的角色和作用虽然也同样重要，但因云南省防艾工作长期以来有其他包括国际组织、市场组织、社会组织等多元主体的踊跃参与，所以整个政策执行网络的行动主体以及它们彼此之间形成的各种关系、互动等更为多样化。政府组织是网络的重要行动主体，但网络中还有其他重要的非政府组织和机构。当国际非政府组织和国际资金撤离之后，云南省防艾政策执行网络的行动主体及关系互动等虽然从数量上减少了，但整个网络的结构更加紧凑，政府组织的核心地位更加突出。采取政府采购政策之前，云南省还有相当一些国际资金支持的防艾项目；2012 年以后，国际项目结束，政府成为防艾政策执行网络中的核心和领导。

从第六章县区级防艾政策执行网络分析来看，政府的优势在政策执行的资金支持维度上体现得最为充分。作为核心行动主体，政府在防艾政策执行的资金支持中处于中心位置，与其他行动主体形成的关系和互动最多。县区级防艾政策执行网络以县区防艾办为主体，疾控中心、各级医疗机构和妇幼保健院等专业机构和组织各司其职，履行职责范围内的防艾职责。

八县区的共同特点是，作为政府组织的县区防艾办和作为事业单位的县区疾控中心，在几乎所有的防艾政策执行网络中都处于非常明显的双中心的位置。这说明防艾政策执行的领导权，在云南省采取社会治理创新之后，更加集中于政府组织，政府的核心价值和作用更加突出了。一方面，防艾政策执行中政府组织（行政机构、专业机构、社区等）的数量，相对于社会组织来说比例更大；另一方面，政府在防艾政策执行中处于领导位置，负责总体协调、组织，并对执行过程和结果进行相应控制和把握，因而行动主体之间的关系绝大多数围绕政府和政府要求所形成。政府作为核心行动主体，通过向社会组织购买防艾服务这一举措发出命令或指令，社会组织等行动主体更多是参与、配合的角色。当然，在为特定人群提供具体的防艾服务（比如，针具交换项目、男同和暗娼等高危人群干预项目等）过程中，社会组织的自主性也是非常明确的，这也正是政府购买服务的意图，即发挥社会组织的优势和能动作用。但从整个县区的防艾政策执行网络结构来看，政府是更加核心、权威和主动的。

这一特点，在云南省防艾领域的社会治理创新背景下更加明确地得到体现。同时，政府的核心角色和领导地位通过向社会组织购买防艾服务得到进一步加强。习近平总书记关于社会治理的论述中，党的领导论和人民中心论思想在理论上可以阐释云南省防艾政策网络的这一变化特点。社会治理，并非盲目、散乱、无序的治理，而是要充分发挥党总揽全局协调各方的领导核心作用，把增进人民福祉、促进人的全面发展作为根本出发点和落脚点，通过党的基层组织来实现以人为本、全心全意为人民服务。云南省防艾政策网络中政府组织的核心角色和领导地位，既受益于社会治理创新，又推动着中国特色社会治理模式的不断发展和成熟。

（二）社会组织的作用、功能更加体现中国治理的特色

我国社会组织的形成与发展具有自身的独特性，不同于国外非营利组织。从云南省防艾政策网络来看，从事防艾服务提供的社会组织也反映出这些特点：

首先，政府对防艾社会组织有重要的影响。早期参与防艾工作的社会组

织，本身就是以行政机关下属事业单位的身份存在，其运行也深受政府政策导向的影响，具有明显的行政色彩。即使在"政社分开"的改革进程中实现了行政机关与下属协会学会等的分离，这些社会组织依然与原先的行政机关有着一定联系，行政部门的一些工作依然需要委托给这些社会组织来开展。比如，各个地方的艾协，虽然从性质上来说应该属于社会组织，但实质上并没有真正从卫生行政部门分离出去，一些县区艾协仅仅停留在一块牌子上，工作人员也还是政府机构的工作人员，因而本研究把参与调查的县区级艾协也归于"政府组织"。在省级层面，云南省艾协是一个在云南省民政厅登记注册的独立自主的社会组织，既与云南省卫健委（原来艾协的领导机关，现在为艾协的业务主管单位）一直保持非常紧密的合作关系、为防艾政策执行做出很多重要贡献，又作为云南省防艾领域的"领头羊"，对其他来自社会的草根组织发挥统领和支持作用。另外，社区作为群众性自治组织，实际与政府也存在紧密的工作联系。这也是本研究为何也把社区归为"政府组织"而不是"社会组织"的原因，尽管从性质上来看，社区及其发展应该更加趋向于社会组织。

其次，社会组织在防艾政策执行中具有政府无法替代的优势，在不同类型网络中发挥着多种功能，与政府互为补充，形成整个防艾政策执行网络良好的总体形势，这也从另一个视角说明了云南省防艾工作取得的成绩。比如，八县区的信息交换、技术支持和共同参加现场活动的防艾执行网络密度相对最高，即参与的行动主体数量多、彼此之间的关系和互动多，这正是因为社会组织的参与程度较高。社会组织在云南省防艾政策推行过程中发挥了必要的补充作用，弥补了"政府失灵"和"市场失灵"的缺陷，同时具有倡导群众、鉴别公众需求、发现防艾重大公共问题的功能。① 本研究在访谈过程中也

---

① 李玫. 中国政策网络实证研究：基于云南省防治艾滋病政策实践的分析 [M]. 北京：人民出版社，2017：96.

发现，社会组织对自己的定位较为清楚和一致，就是做好政府的助手，协助防艾政策顺利执行。没有社会组织把自己定位于政策执行的中心。

虽然主观上政府和社会组织对采取政府购买服务政策以来自身在防艾政策执行网络中的地位和功能认知比较一致，对"孰主孰助"不太存在认知差异，但通过政策网络图比较分析，仍然发现客观上云南省防艾政策执行网络存在政府和社会组织并重的情况。比如，五华区的办公场地维度和共同参加现场活动维度的网络、蒙自市和瑞丽市的信息交换维度网络、开远市的技术支持维度网络等，都反映了县区防艾政策执行中同时存在来自国家和社会的核心行动主体，也反映出政府部门与社会组织在防艾领域的社会治理创新成果。从后一意义上来说，云南省防艾政策执行网络从一个视角代表了我国社会治理现状和社会治理宏大目标的初步实现。

（三）社会治理的理念和方式得到持续发展

通过对八县区防艾政策执行网络的分析比较可以看出，云南省县区级的防艾社会治理体系已基本建立，运行稳定。横向来看，政府领导、部门负责、社会组织参与的县区级防艾政策执行体系，由县区防艾办（局）等卫生行政部门发挥领导作用，疾控中心、医疗机构等卫生专业技术部门发挥技术支持作用，其他成员部门结合工作实际，履行相应的防艾工作职责，社会组织则在各自擅长和专业的领域加入防艾事业。纵向来看，县区上承州市、省级部门，下达乡镇、村落和社区，向目标群体有针对性地提供防艾服务、执行防艾政策，因而成为科层制治理方式中的一个重要链条。这个网络形成了一幅既具有传统科层制特点，又具有现代治理方式和手段的画卷，这幅画卷象征着云南省在防艾领域所形成的社会治理的初级蓝图。

在这幅蓝图中，八县区在防艾政策执行中存在着政府和社会的合作关系，形成了多元主体协同治理、多种结构并存的政策网络，在政府强有力的动员领导下社会组织的积极性提高，有更多参与防艾的机会和空间，在行为干预、依从性管理、关怀等方面发挥着独特的无法取代的作用。同时，以政府为代表的科层制所推动的上下级部门之间、同级部门之间的各种合作关系，也为社会治理创新提供了制度和物质支撑，奠定了重要的行动基础。从八县区的防艾政策执行网络中可以发现政府部门间的合作关系，如行政机构（防艾办）和专业机构（疾控中心、医院）的互动。

2012年，云南省采取政府向社会组织购买防艾服务政策以来，社会组织的自主性和参与能力得到进一步加强和提高。访谈中，社会组织不断提到，政府招投标过程也是社会组织自己设计项目、发出更多声音、获得更多自主权、与政府更加平等沟通的过程，同时也是一个社会组织不断自我创新、与政府互动的过程，进而从"社会"角度推动社会治理创新。

（四）政策工具的选择更加多元

西方政策科学家豪利特和拉米尔从工具选择途径来诠释政策执行，并将政策工具分为实质性政策工具和程序性政策工具两类，其中，实质性政策工具直接影响公共物品和服务的生产与提供。他们根据政府在物品和服务的直接参与程度构建了实质性政策工具的连续体。政府参与程度用强制性表示，强制性越高，就由政府直接提供；反之，强制性越低，则由家庭和社区、志愿者组织提供。[①]

政策网络理论认为，政策工具也可以用于分析政策网络中行动主体之间的关系和互动，因为网络行动主体在政策执行中的博弈结果最终反映了适宜的政策工具的选择，是网络利益相关者之间互动、反复博弈和平衡的结果。本研究通过访谈也发现，云南省县区级防艾政策执行网络中存在多元的政策工具。从豪利特的实质性政策工具连续体分析视角来看，在防艾政策执行网络中，政府有不同的参与程度。既有政府参与程度高的政策工具——卫生技

---

① 迈克尔·豪利特，M·拉米尔. 公共政策研究：政策循环与政策子系统 [M]. 庞诗，等译. 北京：生活·读书·新知三联书店，2006：35.

术专业机构如疾控中心提供监测、检测服务，医院进行治疗；又有政府参与程度低的政策工具——充分发挥家庭、社区、社会组织等的能动性，通过同伴骨干和志愿者队伍等进行受艾滋病影响的家庭或个人的随访关怀。

同时，随着 2012 年以来云南省采取政府向社会组织购买防艾服务政策的社会治理创新的深化，政策工具表现得更加多元，防艾实质性政策工具连续体的内容更加丰富。这是因为，通过政府购买服务，政府的角色和功能更加强化，社会组织的参与活动更加规范，所以政府在防艾政策执行中的参与程度可以根据地区、实际需求、社会组织成熟程度等进行更加灵活、更加具有弹性的选择和调整，从而推动防艾政策工具发展得更加多元。应该由政府主导并实施的，由政府部门来做，比如政策执行的方案制定、资金支持等维度——这是政府部门在决策角度体现出来的专业性和优势，因而八县区的政策网络图更多呈现的是政府部门的中心地位（而不是社会组织）；更适合由社会组织主要负责的，政府介入程度低、强制性低而让草根组织、社会组织发挥更大主观能动作用的，则呈现出更多的行动主体之间的关系和互动，政策执行网络的密度也更大，比如政策执行的信息交换、技术支持和现场活动等维度。

八县区防艾政策执行的七维度网络图，实际也反映了不同政策工具的采用，以及在社会治理创新趋势下这些政策工具的更加多元性，政策工具的选择更加符合防艾政策执行网络的实际需要。以静脉吸毒人群的干预治疗服务为例，该服务体现了更加多元化、更加符合需求的政策工具的综合运用。既有政府参与程度高的政策工具使用，又有社区、家庭、社会组织参与程度高的政策工具使用。综合起来，让静脉吸毒人群既能接受治疗等"硬性"服务，又能得到心理关怀、家庭支持等"软性"服务。

防艾政策执行中更加多元的政策工具的综合运用，体现了政策网络的特点——打破传统单一的科层制的行政方式或治理方式。

（五）网络治理的基础不断夯实、机制不断加强

在公共政策网络治理实践中，各行动主体通过彼此之间的博弈协调机制来保证公共政策执行。网络治理与科层制和市场治理的重要区别，就是承认了政策环境的复杂性。在复杂、动态、分化的公共政策环境中，科层协调机制已经失效，从而迫使网络中的行动主体通过网络交换彼此依赖的资源，实现共同的利益。① 响应诱导机制正是网络治理的核心。当面临共同的问题时，在追求共同利益目标的推动下，网络中的中心成员发出行动的信号，这种信号在响应诱导机制下传递给网络中的每个成员，从而结成非正式的联盟关系。② 云南省多年防艾工作及取得的成绩，很大程度上依赖于政府、市场和社会的各种行动主体——出于对艾滋病问题所涉及的公共利益（当然也包括个体利益）的担忧——主动参与、积极配合，形成的各种正式、非正式的关系。这些关系及其形成的结构构成了云南省防艾政策网络，成为防艾领域网络治理的现实典型，尤其是涉及来自国家和社会更多行动主体的防艾政策执行网络。

艾滋病防治是一个复杂的问题，正确决策很重要，有效执行同样关键；既涉及国家和政府，又涉及社会和个人。因此，艾滋病防治的成功与否，很大程度上取决于是否采用网络治理以及多大程度上进行网络治理。云南省的防艾政策网络个案，很鲜明地体现了防艾领域网络治理的必要性和重要性，也能够解释云南省过去三十余年艰辛的防艾工作所取得的成效。

多元行动主体的共同利益，是云南省防艾政策网络存在的根本目标。为了保证利益协调的成功，网络中的行动主体在与环境的互动过程中必须首先实现多元行动主体之间的契约。2012年以来，云南省采取的政府购买防艾服

---

① 匡霞，陈敬良. 政策网络的动力演化机制及其管理研究 [J]. 内蒙古大学学报（哲学社会科学版），2010（1）：55.

② 匡霞，陈敬良. 政策网络的动力演化机制及其管理研究 [J]. 内蒙古大学学报（哲学社会科学版），2010（1）：56.

务举措，从这个意义上，体现了旨在协调利益的防艾政策网络契约机制的形成。除了以合同形式形成的政府与社会组织之间的显性契约机制，防艾政策网络中的隐性契约机制同样重要。

网络治理中，隐性契约机制的一个重要特征就是强调非正式契约的重要性，即在水平化的网络治理实践中，正式权威的作用下降，各行动主体在共同利益的驱动下构建组织间的信任机制。由于网络是多个组织相互依赖的结构，在缺少正式制度约束的条件下，不同的行动主体之所以能够联合起来解决共同的问题，信任机制的存在是必不可少的条件。虽然信任机制存在风险，但在不确定性环境中却能够有效地降低交易成本，实现正和的博弈结果。因此，在网络治理中，信任机制是核心的凝聚要素，其作用等同于科层治理的合法权威。① 从信任机制视角来看，云南省防艾政策网络除了正式签订的合同之外，支撑网络的另一个隐性基础正是政府与社会组织之间的信任——过去三十余年来的各种形式的项目合作，其中也包括国际组织、国外非政府组织所支持的在云南省开展的各种项目。

根据帕夫卢的研究，信任是"组织成员共同评估的主观信念，组织成员将根据他们自信的期望执行潜在的交易，不考虑他们监控能力"。信任是网络治理节点间的核心基础，只有存在信任机制，节点上的决策主体才会相信对方的资源物有所值，从而达成交易。随着各节点上行动主体信任机制的建立，以及合作博弈过程的深化，网络中的信任机制会呈现循环往复和螺旋式上升的态势。② 在中国，国家和社会关系正在经历着前所未有的变化和革新，这也正是我国提出"社会治理"的重要基础。云南省防艾政策网络，体现了这样

---

① 匡霞，陈敬良. 政策网络的动力演化机制及其管理研究 [J]. 内蒙古大学学报（哲学社会科学版），2010（1）：58.

② Pavlou P A. Institution based trust in interorganizational exchange relationships：the role of on-line B2B marketplace on trust formation [J]. Journal of Strategic Information System，2002（11）：26.

一种变革。这种变革的重要基础，正是网络治理研究所指的行动主体之间的信任机制。以云南省八县区防艾政策执行网络为例，行动主体之间通过政府与社会组织的各种防艾合作，又在 2012 年以来政府向社会组织购买防艾服务举措的推动下，不断加强联系和互动，不仅实现了共同利益、完成了各种防艾服务的供给，还通过这一过程加强了行动主体之间的信任机制。信任机制的加强，反过来又继而推动了防艾政策执行网络的良好运行，也证明了防艾领域社会治理及创新的必要性和重要性。

此外，云南省防艾政策网络的行动主体之间有着资源相互依赖关系，因此政策网络运行和治理的一个重要前提是资源整合机制和信息共享机制的逐步建立和不断加强，这是防艾政策过程中的重要资源。云南省多年来形成的防艾政策网络，通过逐渐形成的响应诱导机制、博弈协调机制、信任机制等，最终形成资源整合机制。这也是为何要进行网络治理的原因——防治艾滋病政策，需要动员和整合来自国家和社会的一切资源和力量，才能够得到良好执行，有效实现政策目标。与此同时，资源整合机制也需要在网络治理中提高成员的互动频率，而影响网络成员互动频率的因素包括行动者的目标、信息和权力资源的分配等。因此，要提高治理效率，必须建立网络中的信息共享机制。① 云南省八县区防艾政策执行网络的图形比较，很明显地表明信息交换维度、技术支持维度和现场活动维度的网络活跃程度，说明了云南省防艾政策执行网络的信息共享机制的不断加强和完善。这也意味着，云南省在防艾领域进行的网络治理将有更多机会和以更好方式来进行资源整合，从而继续保证夯实防治艾滋病工作的基础，为更好遏制艾滋病病毒传播、更有效应对艾滋病及相关问题做好更加充分的从理念、制度到机制、方式的准备。

---

① 匡霞，陈敬良. 政策网络的动力演化机制及其管理研究 ［J］. 内蒙古大学学报（哲学社会科学版），2010（1）：56.

二、云南省防艾政策网络演变中出现的不足

（一）防艾政策制定网络的政策议题不全面

好的政策执行，前提条件是好的政策制定。在云南省防艾工作中，防艾政策执行网络的良好运行与防艾政策制定网络的有效决策是密不可分的。云南省防艾政策制定网络经过多年的实践和变化，经历不同阶段应对艾滋病疫情发展所提出的需求，从早期的中心边缘型发展至分散耦合型，再逐渐演变为2012年采取政府购买服务的社会治理创新方式以来的整体协调型，政策制定网络结构在不断调整之后，变得更加成熟和有效。但在访谈中，通过受访者对政策制定提出的许多建议，暴露出政策网络的议题还不够全面的弊端，其更多是围绕防治艾滋病大政方针或项目进行决策，忽略了其他一些同样重要的议题。

首先，对防艾工作人员政策保障方面的议题不充分、不细致。按照《云南省艾滋病防治条例》规定，政府应该给予防艾工作人员和职业暴露高危人群岗位补贴，但在实际运行过程中，并未真正执行上述政策，因而一定程度上影响了工作人员从事或参与防艾工作的积极性。从事艾滋病防治的工作人员，无论是身体上还是精神上，都要承担其他工作无法相比的特殊的负担，因此对于防艾工作人员应当给予政策上的肯定、经济上的保障。云南省防艾政策制定网络应该增加防艾工作人员政策保障方面的议题。

其次，对防艾工作人力资源及发展方面的议题相对比较缺乏。艾滋病防治工作除了需要大量的资金投入，还需要有效的人力资源投入。但是，全省防艾队伍一直存在人员编制不够，或者编制无法落实的情况，在有些地区甚至出现人员编制减少的现象。有的疫情严重的州市，不得不聘请兼职或者另外聘用人员，以避免出现岗位空缺或无人办事的困境。编制问题是访谈中各个县区很多受访者频频提出的问题，这已经超越了防艾政策执行网络的职责

和能力范围，必须由更高层级的决策者通过政策制定网络来更好地解决问题。除了人员编制缺乏之外，对防治艾滋病的人力资源开发与发展的问题重视程度也不够，涉及范围还不够广泛。省一级的专业机构通常能够获得更多培训和学习的机会，也能够得到国内外专家的莅临指导，工作人员素质相对较高；其他机构或者基层机构的防艾工作人员的专业技术和行政管理能力相对较弱，专业素质一般，却往往没有机会和通道获得更为系统的持续培训和成长。长期来看，防艾政策制定网络中的议题应该更加重视基层人员的培养和发展，无论是完善人员编制，还是加强机构能力建设、专职人员专业素质培养，都应该有更全面的培育体系和发展议题，才能为防治艾滋病政策过程源源不断地提供优质人力资源，使防艾事业有坚实的人力资源基础。

最后，对防艾工作责任追究执行方面的议题不够重视。各类防艾组织，无论是政府行政部门，还是专业机构等，一般都是通过行政命令、规划、条例、办法、实施方案、文件、会议、检查、调研等多种形式进行相互配合、协调行动。这种以政府"红头文件"来互动的机制，往往会出现上层政策多、要求多，但是检查落实却很少，制约机制起到的作用往往不大。访谈中发现，虽然在政策制定层面采取了一把手责任制、责任追究制、一票否决制等多种追责方式，但是多年来并没有领导干部因防艾问题而受到追责。当然，这也许说明云南省防艾工作从上到下认真有效，也确实取得突出成绩，但是，受访者也表达了一些防艾工作落实效果并不好的意见。一些艾滋病防治工作往往只重数量不重质量，上级制定的指标和工作要求，下级工作人员并没有按要求完成指标，导致防治质量比较差。这也说明必须在政策制定网络的议题方面进行改进，促成更加完善的制约机制来形成良好的防艾格局，从政策质量和技术质量两方面抓防艾政策过程，通过强有力的监督系统落到实处，真正做到"有责必追"。

（二）防艾政策制定网络的资源动员和整合能力不足

艾滋病防治工作需要形成政府主导、多部门各司其职、全社会共同参与的防治机制，通过整合各方力量，形成合力防治艾滋病。艾滋病危害较大，涉及社会多个方面，防治工作也比较复杂。如果在防治过程中各部门的配合力度不够，就会对防治工作产生极大的影响。从访谈中，也发现防艾政策制定网络在资金投入、资源动员和整合方面尚有提升空间。

防艾工作需要大量的经费投入。虽然中央政府和省级政府已经投入大量防艾专项经费，但是州市一级的经费投入相对非常有限和不足，而横向方面的社会或市场资源相对缺乏有效、持续的动员，导致防艾政策在执行过程中出现瓶颈和制约。加上近年来国际合作项目的结束和国际组织的撤出，防艾工作资金更加缺乏。这就要求在政策制定层面，防艾网络必须有更加有效的资源动员能力和整合能力，才能保证防艾政策得到良好执行。

此外，社会组织是进行社会资源动员的重要力量，但是在云南省防艾政策制定网络中，社会组织明显参与不足，其通常被认为是在政策执行中才需要更多出现的网络行动主体。如果在政策制定层面，社会组织无法更有效地陈述使命、表达愿景，无法平等地发出所代表的利益相关者或群体的利益诉求，那么其所具有或蕴含的潜在社会动员能力也无法得到显示和证明。对于以政府组织为主的防艾政策制定网络来说，如果在利益诉求和表达阶段无法获取关于社会资源或潜在资源的更全面的信息，那么在政策制定之后的执行过程中再去进行社会资源动员，则很难有效推动。因为利益诉求之间可能存在矛盾和分歧，所以需要在政策制定环节进行充分互动、博弈、调适，只有这样才能在国家和社会的多元利益目标之间校正方向、协调目标、获得共识，才能为实现这些校正后取得共识的目标进行网络中的资源动员和整合工作。这些任务都需要在防艾政策制定网络中完成，而不是延至政策执行时才进行。

当然，在政策制定网络中，防艾社会组织的参与性不足，不仅是因为组织性质的原因，还有组织自身的问题。比如，各种类型、各种规模的社会组织能力不均衡，许多草根组织仅仅依靠承接政府购买项目维持生计，对组织的使命、愿景、目标等缺乏更加系统和理性的认识，加之多数社会组织合法性缺失、组织化程度弱、行业存在内讧等，都导致政府部门对社会组织存在不信任的情况，因而很难轻易开放防艾政策制定网络、允许更多社会组织在政策制定层面的参与。

访谈中也有受访者担心，政府向社会组织购买服务这一社会治理创新方式会导致社会组织对政府的完全依附性，社会组织实际并没有能力或动机来推动社会创新。社会组织参与政府购买项目，也容易被理解为"政府花钱雇佣几个小工，帮助专业机构增加几个防艾工作关键指标而已"，有种"例行公事"的味道，而没有从长远的角度把社会组织作为防艾政策网络中重要的行动主体，来共同推动防艾事业发展、积极进行防艾领域的社会治理创新。

（三）防艾政策执行网络的利益协同机制有待加强

利益协同机制是网络治理的推动力。由于网络中各行动主体的利益目标不同，对同一公共政策议题，不同主体有不同的解决方案，甚至会产生冲突。为了保证问题的解决，必须在网络中存在缓解冲突的协调机制，即利益协同机制。① 虽然云南省防艾政策网络治理已经有很好的基础，响应诱导机制、契约机制、资源整合机制和信息共享机制等都已经比较充分地发挥着作用，但是，相对而言，利益协同机制还有待加强，尤其是在防艾政策执行过程中，还有一些不足之处。

1. 县区级多部门合作不充分

从防艾政策制定网络来看，通过第三章分析发现，云南省省级的防艾政策制定通常是通过多部门联合发文的形式，卫生行政部门已经不是防艾政策网络中的单一主体——防艾政策制定网络是多元主体相互交织、互动协调的网络，如政府其他职能部门、卫生专业机构等。最核心的行动主体就是由38

---

① 匡霞，陈敬良. 政策网络的动力演化机制及其管理研究［J］. 内蒙古大学学报（哲学社会科学版），2010（01）：55.

个省级部门组成的云南省防治艾滋病工作委员会，总体负责云南省防艾工作。多元行动主体在网络中必须依靠利益协同机制，以不断推动云南省艾滋病问题的行动方案。

如果说省级层面的防艾政策制定网络已经形成比较成熟的利益协同机制，那么县区级防艾政策执行网络中多元行动者的利益协同机制则需要进一步加强。在八县区的调查中，县区级防艾办亦是防艾政策执行网络的核心行动主体，但其他行动主体几乎仅仅限于卫生行政部门、卫生专业技术机构、社会组织等从事具体防艾工作的组织和机构；省级防艾政策制定网络中的其他政府职能部门，在县区级防艾政策执行网络中没有得到明显的体现。在访谈中，调查对象也不断反映，"其他政府部门认为艾滋病防治是卫生部门的事，与自己部门的关系不大"。如前所述，本研究通过县区防艾办，由其决定并邀请本行政区域内"所有参与艾滋病防治的单位、组织和个人"参与调查，研究人员对调查对象构成完全不干预、不挑选、不建议。最终，八县区的调查对象都是与防艾工作有最直接关系的组织，而没有其他行政部门。无论背后的原因是主观的还是客观的，或是理解上的偏差，本研究从"观察者"角度观测到的八县区调查对象构成情况都是非常相似的。

虽然防艾工作是多部门合作，但在实际中，各职能部门必须首先保证自己部门的工作，然后才能参与防艾政策执行。因此，并非政府其他职能部门主观上不重视防艾工作，而是自身职能所在且防艾并非其他职能部门的专长，往往只能在执行层面的某些局部工作进行一些配合。这也形成了县区级防艾政策执行网络中卫生行政部门几乎是无可奈何"一家独大"的情况，这一情况及卫生部门工作人员的无可奈何，屡屡在调查中得到反映。其背后的原因之一，作者认为，正是执行层面的利益协调机制还未能得到充分建设。

同时，利益协同机制的不足不仅仅体现在县区级防艾政策执行网络的多部门合作不充分一个方面，还体现在第六章中政策执行不同维度的网络及活跃度方面。比如，方案制定维度的网络活跃度不足。防艾政策执行，即使类似决策层级的"方案制定"这样层次高的重要工作，也往往是卫生行政部门和技术部门在唱"独角戏"，缺乏其他部门的参与和建议。由此可见，县区级多部门合作还不充分。

2. 县区级行动主体参与方案制定不充分

第六章对云南省八个县区的防艾政策执行网络进行了具体对比分析。如果把这八个县区合并，作为一个云南省防艾政策执行网络的样本，则可以帮助从更宏观的角度分析和理解云南省防艾政策工作，剖析防艾政策执行的细节和特点。从这个逻辑出发，把八个县区的数据合并为防艾政策执行七维度数据，并据此展开分析。

首先，仍旧从八县区样本中79个行动主体形成的关系数量进行分析（如表7-1）。关系数量指79个行动主体在云南省防艾政策执行中形成的各种正式和非正式关系的总和。

表7-1　八县区防艾政策执行七维度行动主体关系数量

	方案制定	资金支持	经费托管	信息交换	技术支持	办公场地	现场活动
五华	12	14	4	22	18	17	24
开远	6	4	3	35	23	5	25
蒙自	8	13	6	30	14	10	26
芒市	16	13	7	28	17	4	21
瑞丽	13	18	9	44	33	22	29
隆阳	12	12	8	25	24	7	27
大理	14	11	5	22	15	5	17
楚雄	13	12	10	17	18	8	15
合计	94	97	52	223	162	78	184

表7-1中，79个行动主体构成的云南省防艾政策执行网络的关系总和为890条（与表6-1同），其中，信息交换、现场活动和技术支持三个政策执行

维度的网络行动主体间存在的关系数量最多，即：防艾政策网络的信息交换关系加总为223条，共同参加现场活动关系为184条，技术支持关系为162条。经费托管维度的网络行动主体间关系数量最少，仅为52条。办公场地和方案制定维度上的关系数量相对也较少。

其次，从网络密度角度来看，防艾政策执行中行动主体之间关系越多，表示网络密度越高。高密度的政策网络表明执行政策的行动主体之间的连接程度高，从而有利于政策执行。反之，低密度的政策网络则不利于政策执行。

如表7-2所示（与表6-10同），防艾政策执行中56个政策网络密度的均值为0.3611，有24个网络密度超过均值（表中阴影部分），主要集中在信息交换、现场活动和技术支持三个维度，而网络密度较低的维度则是方案制定、资金支持和经费托管维度。从下图中也可以看出各县区政策网络密度及不同特点。

表7-2 八县区防艾政策执行七维度的网络密度

	方案制定	资金支持	经费托管	信息交换	技术支持	办公场地	现场活动
五华	0.2182	0.2545	0.0727	0.4000	0.3273	0.3091	0.4364
开远	0.1667	0.1111	0.0833	0.9722	0.6389	0.1389	0.6944
蒙自	0.1778	0.2889	0.1333	0.6667	0.3111	0.2222	0.5778
芒市	0.3556	0.2889	0.1556	0.6222	0.3778	0.0889	0.4667
瑞丽	0.2364	0.3273	0.1636	0.8000	0.6000	0.4000	0.5272
隆阳	0.2667	0.2667	0.1778	0.5556	0.5333	0.1556	0.6
大理	0.3889	0.3056	0.1389	0.6111	0.4167	0.1389	0.4722
楚雄	0.3611	0.3333	0.2778	0.4722	0.5000	0.2222	0.4167

如图7-1所示，行动主体存在的关系多、密度高、凝聚力强的政策执行网络，主要集中在信息交换、技术支持、参加现场活动等维度。方案制定、经费托管、办公场所设备支持等维度的政策执行网络则关系少、密度低、凝

聚力弱。

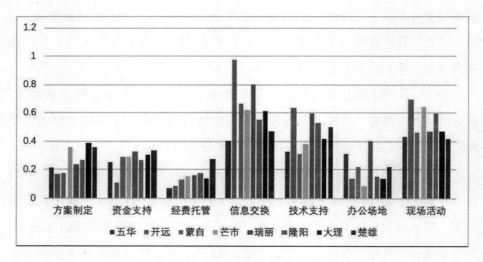

图7-1　八县区防艾政策执行网络七维度密度图

　　虽然政策执行中的具体方案设计或规划方面网络行动主体参与可能性在县区之间存在差异，但总体来看，县区级防艾政策执行中方案制定维度的网络活跃度不足，即行动主体之间的关系和互动少。访谈中，社会组织类别的受访者通常对政策执行中的"方案制定"不太理解，通常需要稍加解释才能明白，这说明在县区制定防艾政策的具体实施方案时他们的参与经历较少或者没有，他们往往是根据要求或者已经中标的政府购买项目来进行具体实施或执行的工作。这一点也得到特别是社会组织受访者的认同。

　　本研究认为，"方案制定"本身就是政策执行过程中多元行动主体之间的利益协同机制形成的重要途径。如果行动主体之间缺乏联系和互动，仅仅是科层制主导下的自上而下的传统执行政策方式，而没有对执行过程中诸多需要做出进一步决策的内容进行充分讨论和论证，就不能更好地协调多元行动主体的利益目标，从而埋下后续具体政策执行工作中可能出现的各种源自深层次利益冲突的问题，不利于防艾政策执行。

　　虽然资金支持和经费托管维度的网络活跃度也不充分，但是相对而言，这两个维度本身涉及的因素较为单一，以防艾资金的多少及可及性为主，其网络活跃度更多说明的是客观的事实因素。比如，经费托管维度行动主体之间的关系少、互动少，不一定是"缺点"，并不是说经费托管方面的工作做得不好，而仅仅反映经费托管维度行动主体的关系较少。经费托管维度本身因其特殊性，并不是每个网络及行动主体都会涉及，因而客观上不会出现行动主体之间太多的联系，因此不能证明云南省防艾政策执行的经费托管工作开展得不好。反过来，这有可能说明社会组织已经在民政部门正式注册登记，因此有独立的资金运行能力，无须通过托管机构来管理其财务。资金支持维度更多涉及的是省级政府购买防艾服务的总体资金大小，县区级卫生行政部门或者社会组织能够自有的地方防艾资金较为有限，因而行动主体之间关系少、互动少，也符合云南省现实情况，其网络活跃度低也更倾向于一个"事实"的判断。随着客观上省级政府资金供给的不断加强，本研究认为，县区级政策执行中的行动主体的关系和互动将会更多。

　　相比之下，方案制定维度涉及更多的是"价值"的判断——不同的利益协调过程，其网络活跃度低，说明县区级防艾政策执行网络中的行动主体参与方案制定不充分，利益协同机制有待加强。

　　（四）防艾政策执行网络的发展不均衡

　　采用雷达图进一步呈现以八县区为样本的云南省防艾政策执行中七个维度形成的网络（如图7-2）。从雷达图中可以更进一步清晰地看出，云南省防艾政策执行七个维度的网络大小存在明显差别，形成了不同层次的互动和活跃程度。

　　信息交流维度的政策网络，行动主体关系最多，互动最充分，网络活跃度相对最高。现场活动和技术支持维度的政策网络，行动主体关系较多，互动较充分，网络活跃度相对较高。方案制定、资金支持和办公场地维度的政策网络，行动主体有一定关系，存在一定互动，网络活跃度一般。经费托管维度的政策网络，行动主体关系较少，互动较少，网络活跃度很低。

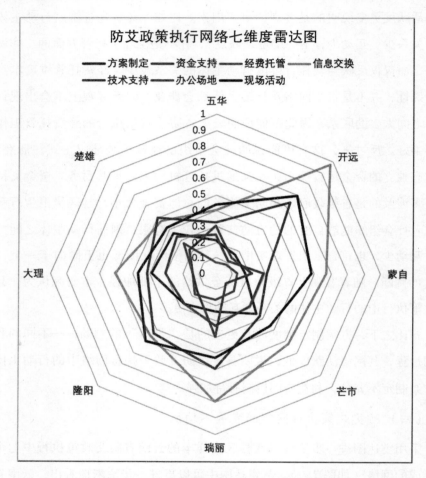

图7-2 八县区防艾政策执行网络七维度雷达图

信息交换政策网络密度的雷达图，代表着云南省防艾政策执行中形成的最广泛的一个网络，也能作为一个因素来解释防艾政策执行的成功——政府、卫生专业机构和社会组织构建了通畅、及时的信息交换政策网络。共同参加现场活动、技术支持两个维度形成的网络，也有非常活跃的行动主体形成的结构，类似于信息交换政策网络。这三个网络，非常鲜明地体现了云南省防艾政策执行网络中国家与社会的互动，或者说是我国社会治理的一个例证。

经费托管维度的政策网络，虽然行动主体关系较少、互动较少、网络活跃度很低，但如前述，这个维度的政策网络密度低，也许恰恰反映了防艾社会组织的独立性。这能够从另一个角度来解释云南省防艾政策执行的有效性——独立性、自主性不断加强的社会组织的存在，或者说，云南省防艾政策执行网络中有能力与国家进行互动的"社会"的成长。

方案制定、资金支持和办公场地维度的政策网络，行动主体有一定关系，存在一定互动，网络活跃度一般。其中，资金支持维度和方案制定维度所反映出的云南省防艾政策执行网络的问题，在前文已有阐述。这些问题和不足，也是网络的短板，说明云南省防艾政策执行网络在这两个维度上的发展还不充分，有待完善。办公场地维度的网络活跃度一般，从一个方面来看，说明了防艾社会组织的独立性。正如经费托管维度一样，防艾社会组织具有自行解决办公场所和办公用品等问题的能力，因而办公场地维度的网络中没有太多的行动主体之间的关系和互动。从另一个方面来看，这又类似于资金支持维度，确实是云南省防艾政策执行网络有待改进的又一个方面。从访谈中也发现，社会组织并不具备独立办公的条件和能力，其非常渴望政府部门能够帮助解决办公场所包括基本办公用品的问题。社会组织要么是流动式、家庭式办公，要么是由本地疾控中心或医疗机构在自己的办公场所或特定服务地点（如美沙酮门诊）提供一定区域的办公场所。因此，这个维度的网络活跃度一般，说明云南省防艾政策执行网络在该维度上发展还不充分。

以上，通过对防艾政策执行中七维度网络进行进一步统计分析（表7-3）得到佐证。按照八个县区在七维度网络的密度均值进行排序（从高到低），分别为：信息交换、现场活动、技术支持、资金支持、方案制定、办公场地、经费托管。与前述图形信息相吻合。在防艾政策执行过程中，政策网络行动主体在信息交换方面的联系和互动最为充分，在经费托管方面的联系和互动最为稀少。

表 7-3　八县区防艾政策执行七维度网络密度数据

	方案制定	资金支持	经费托管	信息交换	技术支持	办公场地	现场活动
八县区密度平均值及排序	0.2714	0.2720	0.1504	0.6375	0.4631	0.2095	0.5239
	5	4	7	1	3	6	2
标准差	0.0868	0.0705	0.0634	0.1815	0.1236	0.1028	0.1049
离散系数及排序	0.32	0.26	0.42	0.28	0.27	0.49	0.20
	5	2	6	4	3	7	1

从离散系数来看，八个县区防艾政策执行中七个维度形成的政策网络，按照网络密度的离散系数进行排序（从小到大），分别为：现场活动、资金支持、技术支持、信息交换、方案制定、经费托管、办公场地。离散系数的大小，反映不同样本数据的离散程度的大小。现场活动的离散系数最小（0.20），说明防艾政策执行中八县区情况相差不大，行动主体在共同参加现场活动方面的关系波动较小，差别较小。办公场地的离散系数最大（0.49），说明八县区情况相差较大，行动主体在办公场地设备支持方面的关系波动较大，差别较大。

综上，2012 年云南省采取政府向社会组织购买防艾服务政策以来，云南省防艾政策网络出现了不同以往的变化和特点。在省级防艾政策制定网络中，行动主体及结构更加紧凑，卫生行政部门的核心地位更加突出。更多的变化出现在政策执行过程和县区级防艾政策执行网络中。政府在防艾领域的功能进一步加强，具有中国特色社会治理的理念和方式正在形成和完善，政策工具更加多元化以适应不同地区不同人群的多样化需求。无论是防艾政策制定网络，还是防艾政策执行网络，都体现出网络治理的思想和机制基础。同时，防艾政策执行网络也表现出不同执行维度下的网络发展不均衡，网络中的利益协调机制还有待加强和完善。

第八章

社会治理背景下我国防艾政策网络的发展趋势

一、重新认识科层制，继续保持科层制优势

云南省防艾工作经过多年的努力和创新，已经累积了丰富的防艾项目经验，并形成了防艾政策从制定到执行的一个完整系统。这不仅为云南省防艾工作提供了清晰的指导思想，让防艾工作"有法可依"，还形成规范性和引导性强的行动标准；而且完备的艾滋病防治政策系统，不断推进云南省防艾领域的社会治理水平。

政策网络理论认为，"在政府与社会的各种主体拥有资源、共同参与决策过程形成网络的背景下，政府在治理中已不能扮演万能的角色，政策主体之间的协商至关重要"①。因此，政策网络视角下的艾滋病防治不是通过传统科层制下的统治，而是通过有效的网络治理得以实现。

然而，这不等于说科层制已经成为过去，可以抛弃。相反，通过对云南省防艾政策网络的分析，本研究认为，在中国特色的社会治理中，科层制不可取代，科层制的优势符合中国国家的具体情况和社会的实际需求，因而在艾滋病防治领域，应该重新清楚认识科层制的必要性，重视和继续发挥科层

---

① 朱亚鹏. 公共政策研究的政策网络分析 [J]. 中山大学学报，2006（3）：81.

制的优势。

2012 年以来，云南省在面临国际防艾资金撤离的形势下，面对已经好转的艾滋病疫情，心态上没有放松，行动上没有消极、无为而治，相反，主动、积极地承担起政府责任，尽力补足因国际资金撤离而失去支持的防艾项目经费，并在全国首创了政府向社会组织购买防艾服务的方式。同时，在推行这一社会治理创新的过程中，政府还充分利用了行政系统及其优势来进行社会动员、资源整合、项目申报、服务创新等，包括县区级政府鼓励成立新的社会组织，采取更便利的方式帮助社会组织在民政部门登记注册以获得能够参与政府采购的合法身份，积极给予各类社会组织培训、督导、评估，等等。换言之，政府通过购买防艾服务，不仅提供了资金，还把科层制更全面地引入已经形成的云南省防艾政策网络（尤其是防艾政策执行网络），更加充分地发挥科层制优势，比如稳定性和平衡性。

这对云南省防艾政策网络的结构有着重要意义。第一章回顾了云南省多年防艾工作中形成的、从不同角度划分和归纳的政策网络：基于西方政策网络分类研究的政策社区、专业网络和政府间网络；基于云南省防艾项目网络图特点的集中型、多中心型和分散型的网络。本研究认为，2012 年以来，云南省防艾政策网络向着融合、紧凑的结构类型发展，是以上不同类型网络结构经过核心行动主体整合、特点更加明显的网络。在政府购买防艾服务的趋势下，经过"结构再造"的云南省防艾政策网络，愈发突出了科层制的重要和优势，保证了网络的延续和网络结构的稳定、平衡，从而为云南省的防艾工作夯实了基础。

中国特色社会治理中，从云南省防艾政策网络反映出来的科层制优势，来源于我国现有的制度优势。在制度层面，中国共产党的领导是社会主义制度最本质的特征和最大优势。中国共产党领导国家和社会的制度体系，有利于在党的领导下推动治理现代化的发展，有利于将以人民为中心的思想落实落地，推动防艾工作的拓展。科层制的稳定性，保障了防艾政策网络的稳定性；防艾政策网络的稳定性，是我国防艾工作不断推进的重要基础。

因此，云南省政府向社会组织购买防艾服务的社会治理创新方式，不仅仅具有资金供给的意义，还具有政策网络视角下的"结构再造"的组织意义。云南省防艾政策网络在这一方式下重新整合了行动主体、价值目标、资源和网络结构，重新发扬了科层制的优势，为我国社会治理的意义和价值提供了现实例证，也为我国防艾政策网络的发展趋势提供了一定的参考。

学术界长期以来沉迷于对科层制缺陷的批判，比如：科层制组织的等级链条长，组织的运作成本高；组织规模越大，组织的协调越困难等。但是，本研究通过云南省防艾政策网络的分析，恰恰彰显了科层制的优势和不可取代性，特别是在中国特色的社会治理中，在应对流行病疫情与公共卫生突发事件等特定领域内，中国制度的优越性和科层制的不可或缺性得到了很好证明。

二、重视次级中心价值，激发非科层制结构活力

科层制作为防艾政策网络中的一种主要结构，发挥了稳定网络的重要作用。正如新公共管理理论所倡导的那样——政府是"掌舵者"而不是"划桨者"，本研究认为，科层制在防艾政策网络中不应该是唯一的结构类型，防艾政策网络应该是以科层制为基础的多元化次级结构构成的网络。这是因为，政策网络需要稳定也需要活力。这种活力恰好不是科层制作为一种结构所天然具备的，因此，必须在防艾政策网络中引入其他类型的次级结构，激发网络活力、激发防艾政策执行的活力。

新公共管理理论从组织职能角度阐述了一个被广泛接受的观点：政府应该转变职能，"掌舵而不是划桨"。这与本研究从政策网络研究途径提出的网络结构多元化的观点异曲同工。从政策网络研究途径，本研究如前述并不排

斥科层制，反而认为科层制在中国社会治理背景下的防艾政策网络中应该充分发挥优势；网络结构多元化不是"一盘散沙"，而是以科层制为基础的次级多中心形成的有序的多元化。

因此，除了政府组织或科层制的中心外，还应该有其他类型的行动主体作为次级中心形成的非科层制结构。这种非科层制结构，需要像达成市场交易所需的市场组织之间形成的结构，能够为市场达成有益有效的交易从而保持其活力一样，为防艾政策网络源源不断地注入活力，但又不像市场结构一样仅仅基于"等价交换"来形成，而是必须有更多元的价值主张。这种结构，其权威来源不同于科层制结构的法定权威，更多来自政策网络行动主体的自愿参与和价值认同基础上形成的"内化权威"；其权力运行向度也区别于科层制纵向的"自上而下"的权力方向，更多需要的是行动主体之间的横向权力运行。

这种非科层制结构，需要进行循序渐进、阶段性的建设，才能逐步形成充实防艾政策网络的活力。首先，构成这种结构的非政府组织的行动主体必须具备合法性和参与能力。其次，这些行动主体必须能够形成网络中科层制中心之外的有效的次级中心。最后，围绕次级中心必须能够根据"权变"情境形成不同的互动方式或路径。

以云南省防艾政策网络为例，首先应该进一步重视社会组织、草根组织等的合法化问题，加强其能力建设。目前，防艾社会组织在民政部门的登记注册比例依然过低，机构不稳定、组织松散、工作能力参差不齐，应该从政策、经费、技术、能力上给予扶持，鼓励其"浮出水面"。法律法规上，可以降低社会组织准入门槛，放宽防艾社会组织的登记条件，简化程序，在目前双重管理体制还不能完全取消的情况下给予相对灵活的对其业务主管单位的条件要求。

其次，培养各地方包括艾协在内的能够发挥"领头羊"功能的社会组织，使其成为防艾政策网络尤其是防艾政策执行网络中的次级中心。这就需要促进社会组织的能力建设和升级转型，对地方艾协而言，还意味着应该进行真正的转型——从卫生行政部门里的一块牌子，真正成为一个独立自主运行的非政府的、非营利的实体组织。这些不同的次级中心，是运用"分类管理"细化防艾需求类型差异的次级中心，旨在实现防艾政策网络中的"分类行策"。比如，既可以以不同的目标人群（如感染者、男同、暗娼、吸毒人员）进行划分，又可以根据社会组织所擅长的具体工作内容（宣传教育、检验检测、干预随访等）等进行划分。"分类"所代表的是对治理对象本质的根本把握与现实认知，能够有效拆解具象的风险规模，实现"对症下药"，保证政策的有效性，"药到病除"。具体到防艾政策网络，"分类管理"的思想能够促成科层制之外的次级中心的形成。当然，在政策网络中，可以充分利用科层制优势对类型差异进行综合统筹，维持整个网络的稳定和平衡；也可以发挥次级中心的主观能动性和专业性来进行类型之间的内在属性与逻辑关联的调适，从而真正为防艾政策网络带来持续的活力。

最后，可以尝试通过"联盟"的方式，充分发挥各个次级中心的辐射效应和对其他社会组织的指导、培训、管理、帮扶等作用，使这些非科层制结构的网络行动主体/次级中心能够积极、主动地参与到各种活动和互动中，并且提供一个相对科层制而言更加平等、自由的平台，进一步统一和提高防艾社会组织的思想认识和工作效率。

三、强化公共利益目标，改进利益协同机制

政策网络理论认为，政策的制定和执行就是行动主体之间的利益博弈过程。在防艾政策执行中，多元行动主体的利益诉求通常存在差异，不可能完全一致，甚至会相互矛盾。这就要求多元行动主体在追求个体或局部利益的同时，能够树立公共利益即更大的超越个体或局部利益的认识，使得整个网

络中自身利益的争取始终是在实现公共利益的大目标和大框架下进行的，而不是个体、局部利益至上，并将其放在首位。只有公共利益和个体利益的诉求方向能够协调一致向前，才能真正获得政策执行的最大收益，否则很可能形成零和博弈。

以云南省防艾政策网络为例来看，科层制为基础，要实现的目标即是公共利益，有效遏制艾滋病病毒的传播，为受艾滋病影响的个人和家庭提供必要的支持——这也是政府组织职责所在。从公共产品理论来看，政府提供防艾服务，满足社会需求，是政府合法性存在的根本依据。因此，防艾政策网络中的行动主体，无论是政府组织还是其他非政府的组织、团体和个人，都应该首先强化公共利益的意识，把其作为防艾政策网络的核心价值和目标追求。防艾政策网络中，应该重视培养行动主体的公共精神，树立分工合作、友好协商、增进公共利益的价值观。这种价值主张和目标追求，不仅仅是科层制本质上已经具备的价值观，还是非科层制的次级结构所认同的价值观。这也是这些次级结构区别于市场组织及结构的根本之处：价值选择不同。

市场中的网络结构，其形成的价值基础在于"等价交换"和"私人利益最大化"；而本研究如前述，提出防艾政策网络中的次级结构应该是在更多元化的价值基础上建立的结构，比如利他主义、志愿精神、协作思想、公共精神等。从云南省防艾政策网络实践来看，把公共利益作为网络的首要目标，已经在无论是政府组织还是社会组织的行动主体中达成共识。也就是说，科层制结构和非科层制结构在这一根本问题上没有分歧，这也是云南省防艾工作取得成绩的一个原因。

但是，本研究认为，云南省防艾政策网络中也暴露出不同的公共利益之间存在的矛盾，因而需要对利益问题和利益协同机制有更全面、深刻的认识。本研究在第五章以云南省为例来看，省级层面防艾政策制定网络已经形成比较成熟的利益协同机制，而县区级防艾政策执行网络中多元行动主体的利益协同机制则需要进一步加强。这是因为，省级防艾政策制定网络中的其他政府职能部门，在县区级防艾政策执行网络中没有得到明显的体现，县区主要是卫生行政部门、卫生专业技术机构的防艾"独角戏"。访谈中，县区防艾工作人员对这样"一家独大"的局面也很无奈。这背后折射出不同公共利益选择排序的问题。

比如，艾滋病防治的宣传教育，是重要的预防措施。在我国，各级政府充分利用各种媒介资源、采用多种形式进行艾滋病宣传教育活动。在学校教育中，也要求进行防艾宣传。这一公共利益的目标，即使在科层制下的政府组织行动主体之间也存在矛盾和冲突。在县区，教育局和学校更加重视升学率或学生总体成绩水平等这样公共利益的目标，因而在开展防艾宣传教育时通常都大打折扣，少开设或者不开设专门课程，主要在一些特殊的日子，如世界艾滋病日，搞一点活动或展出一些宣传海报，完成任务即可。可见，即使是在政府组织类型的行动主体之间，即使艾滋病防治的公共目标已经广为接受，不同公共利益之间的协调机制仍旧需要加强，只有这样才能最大化地协调认知、达成目标共识，从而更好推进这项需要多部门有效联动、协同的任务。

此外，在我国社会治理的趋势下，防艾政策网络还应该重视网络中其他客观存在的私人利益及利益协调的问题。从"经济人"视角，包括政府组织在内的各种类型行动主体，都有追求自身合法、合理的私人利益的动机。参与防艾工作，对于政府组织的工作人员而言，经济诱因即使有也是非常小的；对于社会组织或者一些团体、个人，除了认同公共利益的目标之外，也意味着组织和个人能够获得项目资金和人员费用，客观上存在一定的经济诱因，也存在一定的类似市场竞争的情况。政府购买防艾服务，社会组织之间实际上存在一定的竞争，虽然在这个特殊的涉及公共卫生和健康问题的领域不会出现像市场那样完全充分的竞争情况，甚至存在一定的进入限制，但是防艾政策网络应该正视私人利益的存在及其与公共利益关系的问题。

在国外，非营利部门除了公益性或互益性之外，其本身也被视为提供就业机会的一个重要的经济部门。在我国，某种程度上，防艾社会组织也解决了一部分社会就业问题，其不仅能够帮助防艾工作的开展，还能够为社会组织或草根组织人员提供一定的补贴或工资收入，从而客观上维护了社会稳定。云南省防艾政策网络中的社会组织，通过政府购买防艾服务，能够得到资助开展项目，同时让部分组织成员能够获得一些生活补贴。防艾工作的特殊性，决定了很多项目的推进必须要依靠一些特殊的人员，比如，在同伴教育项目中必须要依靠吸毒戒断人员，才能接近目标群体，实施项目干预。毋庸置疑的是，防艾政策网络中必然存在私人利益。既然有私人利益，也就会有私人利益之间的竞争和冲突（像市场组织一样），甚至会有私人利益与公共利益出现冲突的情况。因此，必须正视防艾政策网络中公共利益与私人利益并存的现实，必须重视利益协同机制的改进，建立更为完善的利益协同机制。从第五章对县区级防艾政策执行的方案制定维度网络活跃度不足的分析，本研究认为，其反映出来的就是利益协同机制的缺失或者不足。

县区级防艾政策执行网络的行动主体，如果能够参与政策执行中一些具体工作、具体方案设计的讨论，就能够迎来充分暴露公共利益与私人利益（社会组织之间的）、私人利益与私人利益的矛盾的良好时机。如果仅仅按照科层制下的"上级发出指令、下级执行指令"的方式，行动主体之间没有充分、有效的利益博弈的机会和时间（从网络行动主体互动少、活跃度低反映出来），那么，未经更好协调的多元行动主体的利益目标之间可能就会存在潜在的矛盾和冲突，在执行防艾政策时最终会以这样或那样的方式爆发出来，从而影响防艾工作的顺利、有效展开。其背后的根源问题，大多可能源自行动主体之间的利益冲突。

因此，我国防艾政策网络的建设和发展，必须充分正视利益问题，必须改进利益协同机制，充分调适公共利益之间、公共利益与私人利益之间、私人利益之间可能存在的矛盾，从而把利益问题尽量解决在政策执行之前而不是执行过程中。本研究认为，如果"方案制定"过程中鼓励更加多元化的参与，或者政府组织更加主动地吸纳社会组织参与，甚至把这种参与常态化、法定化，贯穿于防艾的日常工作中，那么防艾政策网络的利益协同机制便会得到进一步加强，多元行动主体的多元价值追求和利益目标便能够得到更充分、更合法的协调博弈时间，从而有利于最终多元行动主体在防艾政策网络中的目标一致性最大化。

四、主动管理政策网络，创新社会治理工具

完善我国防艾政策网络，必须注重对网络进行主动、积极的管理。首先是对资源的充分利用、有效管理。2012年以来，政府财政资金成为我国防艾工作最重要的经费来源。然而，国际社会依旧有许多关心中国艾滋病问题的组织和个人，继续以直接资助项目之外的其他方式支持中国防艾工作，还有少数国际非政府组织仍旧在中国开展防艾项目。虽然从云南省防艾政策网络来看，目前国际组织或国外非营利组织的缺失或参与不足是一个必须承认的客观事实，但是，如何拓展机会、充分挖掘和开展防艾领域的国际合作，争取一切可以争取的如技术、管理、能力建设等多方面的资源和支持，也是很重要的发展方向和策略。这就要求政府组织能够主动、有效地进行政策网络的管理。科层制结构作为一种核心和基础结构，具有合法性的优势，政府应该能够挖掘自身更大的能动性，更加积极作为，而不仅仅是稳定守成。

此外，应该进一步加强政府向社会组织购买防艾服务的力度，不断把这一社会治理创新方式发扬光大，更加充分地动员来自社会的资源，包括用更平等的合作方式和更灵活的网络机制，把更多的社会组织和草根组织吸纳到防艾事业中。云南省实例说明，政府购买服务是一个重要的政策工具，也是

一个行之有效的社会治理工具，能够吸纳社会组织，形成更加多元的次级中心结构，在政策网络中发挥其独特功能和作用。

目前，我国政府向社会组织购买服务仍然有非常大的发展空间。以云南省防艾领域为例，除了现有的政府购买防艾服务之外，还可以不断探索其他的社会治理工具。比如，可以设立公益性的全省防治艾滋病基金会，作为政府购买防艾服务之外的有益补充。基金会可以根据省政府动态的防艾规划和政策，在广泛的范围内支持社会组织参与从宣传教育、预防、咨询检测到关怀等多种项目。这样的公益基金会比政府向社会组织购买防艾服务更加灵活、更加自由，它可以采取多元化筹资方式。除了争取财政资金外，可以接受其他组织和个人的捐赠，包括国外援助以及其他合法的筹募方式；还可以充分利用我国《慈善法》中的"公募"资格和权利，开展向全社会募集艾滋病防治经费的活动。

与政府向社会组织购买防艾服务不同，防艾基金会作为一种社会治理工具，主要定位于资金筹募，用于支持社会组织更加灵活地开展防艾项目。政府作为财政资金或种子资金的提供者，可以获得基金会的理事会和监事会的参与资格和权利，审议资金管理等重大事项，但不直接干预基金会的日常管理和项目管理。防艾基金会，能对云南省防艾政策网络的结构产生根本性的影响，就像政府购买防艾服务这一社会治理工具影响了云南省防艾政策网络2012年以来的变化一样。防艾基金会作为一种新的社会治理工具，不仅能够通过更加灵活、更加开放的途径解决防艾资金不足的问题，还能够动员全社会力量更好地参与防艾工作，提高资金使用效率，扩大防艾政策网络的影响力，有力地证明中国特色社会治理创新的成就。

五、重新定位管理主体，再造政策网络结构

从云南省防艾政策网络，尤其是县区级防艾政策执行网络的图形和分析

中，疾控中心在艾滋病防治领域的角色和作用是非常明显和突出的。虽然疾控中心的性质仅仅是事业单位，但是在防治艾滋病的事业中已经发挥着领导、组织、指挥、协调和督导等多重功能。2020 年突如其来的新型冠状肺炎病毒引发的全球疫情，也让各国政府和全球公众更切身地认识到一个良好、有效的公共卫生体系在应对传染病疫情中能够发挥的巨大作用和医疗机构无法取代的价值。对我国社会公众而言，这是重新认识和了解疾控中心到底是什么样的一个机构的机会；对我国政府而言，这也是重新探索和改革以疾控中心为主导的公共卫生体系的机会。我国学界和实践界的许多有识之士和专家也为此进行了探讨，做出了许多智力贡献。本研究认为，以艾滋病防治为例，可以勾勒出疾控中心的重要作用和价值，也能够暴露出其存在的不足。从疾控中心在防艾政策网络中的表现和问题，也能为未来完善我国公共卫生体系提供一定的经验。

从县区级防艾政策执行网络来看，已经形成了"防艾办—疾控中心"作为核心和主导的网络结构，影响着防艾政策执行的各个方面。从实际过程中也不难看出，疾控中心发挥着实质上的领导功能。这主要是由艾滋病防治的专业性和技术性要求所决定的——在技术性较强、专业性较强的领域，政府行政部门往往无法单纯依靠行政命令、权力和方式来履行职能，必须有更为专业的部门进入。一定程度上，疾控中心在艾滋病防治过程中发挥的不仅仅是一个"专业技术部门"的作用，而是实质上履行了行政机关的一些职能，或者至少影响了行政机关的职能履行方式和效果。

然而，从组织性质来看，作为事业单位的疾控中心并无法定的行政权力和职能，而是必须从卫生行政部门"分享"部分权力或被授权使用。这也是在云南省八个县区防艾政策执行网络图中，总是能看到防艾办和疾控中心的图标很明显地大于其他组织和机构的原因。从中国行政管理体制和方式的角度看，这样双重核心的政策网络结构有其优点，比如，行政协调性和专业技术性都能被兼顾到，各自发挥所长，还能相互补短。但是，从一般管理学理论和实践来看，双重领导通常也会出现意见分歧、效率低下、资源内耗等问题。艾滋病防治工作已经历经三十余年的探索，并已形成常态管理。从这个意义上，政策网络中防艾办和疾控中心的双重核心和领导结构，接受度和效率都可以被接受。但是，随着艾滋病疫情的新变化，比如，绝大多数个案都是通过性途径感染，青少年群体、男性同性恋群体和老年男性群体等成为新的防控重点人群，那么这种双核心、双领导的政策网络结构模式是否还能够有效地应对疫情的新变化，是一个值得关注的问题。

　　这一点，在2020年新冠肺炎疫情面前，更加突出和尖锐地体现出来。因此，在应对传染病和流行病疫情的公共卫生体系改革中，疾控中心的重新定位是一个核心问题。防艾政策网络同样需要重新审视疾控中心在网络中的地位和角色。疾控中心是否可以被合法赋予一定的卫生行政权力，如何与现行体制中的行政机关合理地分享行政权，是重新定位疾控中心的一个重要方面。

　　重新定位疾控中心角色和功能的另一个方面，则涉及疾控中心与医疗机构的关系，核心是专业技术权力的厘清和衔接。防艾政策执行网络中，除了防艾办和疾控中心之外，医院是网络结构中地位比较突出的另一机构。特别是在云南省政府向社会组织购买防艾服务的社会治理创新尝试中，许多草根组织由于身份合法性的缺失，没有独立法人资格和纳税人身份识别号码，也没有对公的银行账户。这些组织能够申请政府购买服务项目成功以及顺利执行项目，必须依赖本地医疗机构提供的财务"托管"支持。这也是在防艾政策执行的财务托管维度网络图中，许多医院图标突然变得比其他维度的图标要大得多的原因，即在防艾政策执行的财务托管维度上，医院的角色和作用突现出来了。虽然疾控中心与医疗机构都是专业技术部门，都具有各自的专业技术特点或所谓的"专家权"，但在我国公共卫生体系中它们的角色和功能尚有不清晰的地方。普通公众对疾控中心的了解和理解程度，远远低于对医院的认知程度。这些显性或隐性的因素，也会对艾滋病防治过程中疾控中心与医院的专业技术权力的合理分配与衔接造成一定的困扰。2020 年新冠肺炎疫情则更加明显地暴露了这一问题在突发性公共卫生事件中的困扰程度。

首先是确诊权。艾滋病的诊断结果只能由疾控中心出具，医院只有检测的权力，没有确诊的权力。在我国传染病防控体系的设计当中，医院被赋予的是"及早发现，及时上报"的监测功能。那么，如果出现新发疑似个案，无论是艾滋病病毒还是新冠肺炎病毒，医院与疾控中心的衔接就显得非常重要。医院与疾控中心的衔接如果顺畅，疾控中心能够及时确诊，则有利于医院对疑似患者的处置。如果疾控中心和医院的职能和权力配置不好、衔接不好，则有可能造成诊断延误，造成患者新的传播，或像新冠肺炎疫情初期阶段一样，患者群体在医院滞留造成第二轮传播。疾控中心和医院的角色和功能，是防艾政策网络发展中需要重新思考和调整的问题，也是我国公共卫生体系改革时必须正视的问题。

再有，疾控中心的反应速度、专业性和在更高决策系统中的话语权和影响力，都是对疾控部门重新定位时应该追求的目标。我国疾控系统存在的困难和问题，也必须得到更好解决。首先，公众对流行病防控、对疾控部门工作的认知，应该得到加强。在全社会范围内，改变公众对疾病的认知，改变"重医疗、轻预防"的方式。其次，疾控系统内持续性的人才流失问题，应该得到重视。疾控部门的待遇与医院相比，差距越来越大，从国家到地方，各级疾控部门人才不断流失。这不仅削弱了疾控部门的话语权，还制约了其科研水平和行动能力。在防艾政策网络的调查中，许多受访者也提到待遇问题。没有合理的待遇补偿，防艾工作人员在家庭和社会得不到应有的尊严和尊重，整个艾滋病防治队伍的稳定就会受到影响。

以上疾控中心再造的思路，离不开政府的支持和直接投入。通常政府扮演的角色有四个方面：一是宣传和教育，明确遏制艾滋病疫情，设立艾滋病疫情防控目标，以此鼓励各类机构，包括保险公司、医疗机构、企事业单位、个人、社会组织、高校等参与进来。二是继续推动政府购买防艾服务，争取更多的社会组织、医疗机构和专业服务人员参与政府购买服务防艾项目，并进一步完善政府购买防艾服务流程标准和机构、人员标准。三是加大防艾资金投入，用于补贴涉及防艾服务的利益相关群体和工作人员、建设医患沟通工具平台等，并进行数据收集。四是整合数据并联合研究机构或大学进行有效性分析和评估，公开政府购买防艾项目的效果，并给出防艾项目改进的意见。总体来说，政府的作用主要是让社会各界认知艾滋病疫情新特点和继续加强艾滋病防治的重要性和必要性，继续推动更多的社会组织和医疗机构参与防艾工作，特别是州市一级的地方政府更有可能进行区域性的医疗机构直接参与防艾项目。

　　总之，我国防艾政策网络在社会治理的大背景下，可以通过采用多元的治理工具，不断进行"结构再造"，从而推动我国艾滋病防治政策过程不断优化，更好地遏制艾滋病病毒传播，保证全社会的公共安全和健康。作为不同于市场制和科层制的治理方式，政策网络是这个时代解决复杂问题的另一种方式和选择。本研究从政策网络途径来分析艾滋病防治问题，通过分析 2012 年政府采取购买服务政策以来云南省防艾政策网络的结构变化和特点，力求从可视化和量化的角度，凸显政策网络功能以及优化政策网络结构来提高政策效能的重要性和可能性。

结　语

本书基于对云南省防艾工作的前期研究，继续深入探究我国的政策网络现象及其发展演变。云南省防艾领域，自 2012 年以来出现了新的变化，即云南省开始尝试由政府向社会组织购买防艾服务。在此之前，云南省超过 50%的防艾经费是中央政府专项资金，其余部分约一半是国际资金，另一半是省级及省以下州市、县区级政府财政资金。随着国际资金撤离，云南省主动承担起资金缺口部分，更加主动、积极地发挥社会组织在防艾工作中的作用。本研究从政策网络研究途径，通过分析 2012 年以来的云南省防艾政策网络及其结构，探究其是否因政府购买服务的新方式出现变化以及出现哪些变化，从而持续论证政策网络分析能够运用于我国政策研究，呈现不同于其他途径的政策景象，对政策效能做出新的诠释。

故此，本研究通过第一、二章，回顾了此前对云南省防艾政策网络的研究结果和核心观点，并梳理了防艾政策网络形成的重要因素——云南省多年来的各类国际、国内防艾项目及实施过程，并分析指出防艾项目的新变化是导致云南省进行社会治理创新、采取政府向社会组织购买防艾服务的重要动因，继而对 2012 年以来云南省采取政府购买防艾服务的基本情况进行了介绍。第三章概括分析了云南省防艾政策网络的主要功能及成效。第四章梳理了云南省防艾政策网络行动主体的变化发展。第五章对云南省采取政府购买防艾服务政策以来防艾政策过程中的网络进行了概括性描述分析,分别从政策制定中的政策网络和政策执行中的政策网络两个分析要点出发,展开省级政策制定网络的变化分析和县区级政策执行网络的数据和图形概述。第六章更加深入地比较分析了县区级政策执行网络及特点,对八个县区的政策执行网络进行行动主体量化分析、网络结构图的对比分析和汇总分析。在量化和图形分析的基础上,第七章总结、归纳了云南省防艾政策网络演变的主要特点及存在的不足。第八章通过云南省个案,对社会治理背景下我国防艾政策网络的发展趋势做出预测和建议。

基于以上内容的分析,得出以下结论:

第一,在我国防艾领域,近年来受国际资金撤离的影响,政府加大了防艾资金的投入,稳住了防艾项目开展所需要的社会组织力量,防止了"点散""线断"情况的出现,维持了防艾政策网络的持续存在。政府向社会组织购买防艾服务,也使得防艾政策网络经历了演变,出现了新的变化和特点。

第二,从政策网络研究途径来看,这些变化都是结构的变化,是防艾政策网络行动主体的变化对网络结构产生的变化。以政府组织为中心的科层制结构,成为防艾政策网络的核心基础,彰显了科层制的特点和优势。网络中还出现了社会组织与政府组织关系更加紧密和单一、依附性更强的非科层制结构,但是没有明显形成以社会组织为唯一中心的结构类型。因而,在政府购买防艾服务以来,防艾政策网络呈现出科层制加强的结构变化,意味着防艾工作中政府为主导、社会组织为辅助的变化更加明确和突出。

第三,防艾政策执行网络更加充分说明了这些变化的细节之处。防艾政策执行中具体工作或者维度所形成的不同网络,存在不同的特点。在信息交换、共同参加防艾活动、技术支持三个方面,网络行动主体之间的关系和互动最充分,网络呈现最活跃的态势,有利于防艾政策执行;在方案制定方面,行动主体之间的关系和互动不充分,网络不太活跃,不利于防艾政策执行,这在一定程度上能够诠释防艾政策执行的效能以及薄弱环节。

第四，防艾政策执行不同维度的网络变化和特点，说明防艾政策网络中公共利益和私人利益同时并存，公共利益之间、公共利益与私人利益之间、私人利益之间存在矛盾和冲突，因此需要构建更加完善的利益协同机制，从而使政策网络中利益方向和目标认同更加一致。

第五，在中国特色的社会治理背景下，科层制在防艾政策网络中应该发挥更大的作用，同时需要积极构建以其他非政府组织为次级中心的非科层制结构。科层制结构能够为防艾政策网络提供稳定与平衡，非科层制结构能够为防艾政策网络带来灵活与活力，两种结构可以互补、相得益彰。中国特色社会治理中的防艾政策网络，应该成为一种以科层制结构为基础、以非政府次级中心形成的非科层制结构为主要部分的更加多元化的政策网络。

总之，本研究希望通过对云南省防艾政策网络的持续、跟踪研究，从可视化、量化角度来呈现我国防艾政策网络的变化及特点，不断丰富对我国政策实践的认知。在研究和写作过程中，因为作者自身的理论水平不足、理论思维浅薄、能力不足等，研究和报告都存在许多不足。比如，研究设计时对防艾政策网络涉及数据的思考还不够深刻、全面，调查过程中样本的选择和方式还有缺陷，调查还不够深入，等等。同时，研究对社会治理背景下云南省防艾政策网络演变的分析，论证还不够充分，主观诠释过多，说服力还需要进一步加强。这些都是本研究明显存在的不足之处，希望研究同仁不吝赐教，敬请指正，共同推动我国公共政策研究和艾滋病防治研究。

参考文献

［1］陈振明. 政策科学［M］. 北京：中国人民大学出版社，1998.

［2］李楯. 艾滋病在中国：法律评估与事实分析［M］. 北京：社会科学文献出版社，2004.

［3］李玫. 西方政策网络理论研究［M］. 北京：人民出版社，2013.

［4］李玫. 中国政策网络实证研究：基于云南省防治艾滋病政策实践的分析［M］. 北京：人民出版社，2017.

［5］刘军. 整体网分析讲义［M］. 北京：世纪出版集团，2009.

［6］俞可平. 敬畏民意：中国民主治理与政治改革［M］. 北京：中央编译出版社，2012.

［7］云南省防治艾滋病工作委员会. 云南省防治艾滋病工作大事纪实［M］. 昆明：云南人民出版社，2015.

［8］迈克尔·豪利特，M. 拉米尔. 公共政策研究：政策循环与政策子系统［M］. 庞诗，等译. 北京：生活·读书·新知三联书店，2006.

［9］陈振明. 是政策科学还是政策分析：政策研究领域的两种基本范式［J］. 政策学研究，1996（4）：80-88.

［10］丁煌. 发展中的中国政策科学：我国公共政策学科发展的回眸与展望［J］. 管理世界，2003（2）：27-37.

[11] 韩俊魁. 论政府向艾滋病防治领域 NGO 购买服务的几个问题 [J]. 中国艾滋病性病，2008 (2)：15-22.

[12] 匡霞，陈敬良. 政策网络的动力演化机制及其管理研究 [J]. 内蒙古大学学报（哲学社会科学版），2010 (1)：52-58.

[13] 魏礼群. 习近平社会治理思想研究 [J]. 中国高校社会科学，2018 (4)：5-12.

[14] 吴迪，崔岩，周洪梅，等. 云南艾滋病防治专项经费分配影响因素分析 [J]. 中国公共卫生，2014 (4)：566-567.

[15] 夏国美. 论中国艾滋病社会预防模式的变革 [J]. 社会科学，2005 (11)：65-78.

[16] 夏行. 融合性民主的发展前景和发展思路 [J]. 领导科学，2012 (5)：11-14.

[17] 徐家良，赵挺. 政府购买公共服务的现实困境与路径创新：上海的实践 [J]. 中国行政管理，2013 (8)：26-31.

[18] 严强. 西方现代政策科学发展的历史轨迹 [J]. 南京社会科学，1998 (3)：47-53.

[19] 英国救助儿童会. 英国救助儿童会在云南开展的艾滋病工作简介 [J]. 卫生软科学，2002 (5)：16-20.

[20] 余惠芬. 浅谈政府和非政府组织之间的协调对艾滋病防治工作的重要性 [J]. 卫生软科学，2006 (5)：499-500.

[21] 俞可平. 重构社会秩序，走向官民共治 [J]. 国家行政学院学报，2012 (4)：4-5.

[22] 于建嵘. 当前压力维稳的困境与出路：再论中国社会刚性稳定 [J]. 探索与争鸣，2012 (9)：3-6.

[23] 张丽琼，张琼，李抒，等. 参与云南省防治艾滋病政府购买社会服

务项目的社会组织工作情况 [J]. 中国艾滋病性病, 2019 (4): 402-405.

[24] 周超. 当代西方政策科学方法论的范式转向 [J]. 武汉大学学报 (哲学社会科学版), 2005 (4): 529-534.

[25] 周向红. 公私部门伙伴关系与政策执行模式转变: 以艾滋病防治政策为例 [J]. 理论探讨, 2005 (2): 93-97.

[26] 朱亚鹏. 公共政策研究的政策网络分析视角 [J]. 中山大学学报, 2006 (3): 80-83.

[27] 罗娟. 凉山地区的非政府组织: 兼谈 NGO 本土化问题 [D]. 北京: 中央民族大学, 2008.

[28] 许文慧. 艾滋病防治领域的 NGO 参与问题研究: 以云南省为例 [D]. 长沙: 中南大学, 2010.

[29] 陈仲丹, 魏然, Godwin P. 中国全球基金项目整合的经验教训 [Z]. 日内瓦: 城市联合国艾滋规划署, 2011: 10-14.

[30] 贾西津, 苏明, 韩俊魁, 等. 中国政府购买公共服务研究终期报告 [R/OL]. (2009-6-1) [2023-3-16]. http://47. 94. 233. 156/RMBase/SysJP/Multimedia/Pdf. ashx? ID=23868&contentid=80444&form=browse.

[31] 云南省防治艾滋病局. 云南省第二轮防治艾滋病人民战争评估报告 (2008—2010 年) [R]. 昆明: 云南省防治艾滋病工作委员会, 2011.

[32] 中国发展简报. 国际撤资云南政府预扶助民间防艾组织过寒冬 [EB/OL]. (2012-12-07) [2023-3-16]. https://hope. huanqiu. com/article/9CaKrnJy4UD.

[33] 马占成. 李克强主持国务院防治艾滋病工作委员会全体会议 [EB/OL]. (2012-11-28) [2023-3-16]. http://www. gov. cn/ldhd/2012-11/28/content_2277700. htm.

[34] 魏礼群. 实现从社会管理到社会治理的新飞跃 [EB/OL].

（2019-03-18）［2023-3-16］. http：//theory. people. com. cn/n1/2019/0318/c40531-30980546. html.

［35］何春好. 政府购买社会组织防艾服务显成效［N/OL］.（2016-12-02）［2023-3-16］. http：//www. gov. cn/xinwen/2016-12/02/content_5141846. htm.

［36］张晓莉. 全省艾滋病疫情呈略有下降趋势［N］. 昆明日报，2019-11-30.

［37］Benson J K. A framework for policy analysis［M］//Rogers D L, Whetten D. Interorganizational Coordination：Theory research and Implementation. Ames：Iowa State University Press，1982.

［38］Katzenstein P J. Between Power and Plenty Foreign Economic Policies of Advanced Industrial States［M］. Madison：University of Wisconsin Press，1978.

［39］Kickert W J M, Koppenjan J F M. Managing Complex Networks［M］. London：Sage，1997.

［40］Marin B，Mayntz R. Introduction：studying policy networks［M］//Marin B，Mayntz R. Policy Networks：Empirical Evidence and Theoretical Considerations. Frankfurt：Campus Verlag，1991.

［41］Marsh D. Comparing Policy Networks［M］. Buckingham：Open University Press，1998.

［42］Marsh D，Rhodes R A W. Policy communities and issue networks：beyond typology［M］//Marsh D，Rhodes R A W. Policy Networks in British government. Oxford：Clarendon Press，1992.

［43］Quade E S. Analysis For Public Decision：3rd edition［M］. New York：Elsevier Science Publishing Company，1989.

［44］Rhodes R A W. The National World of Local Government［M］. London：

Allen & Unwin, 1986.

[45] Boezel T A. Organizing Babylon on the different conceptions of policy networks [J]. Public Administration, 1998 (2): 253-273.

[46] Hartwig K. AIDS and "shared sovereignty" in Tanzania from 1987 to 2000: a case study [J]. Social Science & Medicine, 2005 (7): 1613-1624.

[47] Hodge S. Global Health and Governance: HIV/AIDS [M]. Basingstoke: Palgrave Macmillan, 2003.

[48] O'Toole L J Jr, Meier K J. Desperately Seeking Selznick: Cooptation and the Dark Side of Public Management in Networks [J]. Public Administration Review, 2005 (6): 681-693.

[49] Pavlou P A. Institution based trust in interorganizational exchange relationships: the role of online B2B marketplace on trust formation [J]. Journal of Strategic Information System, 2002 (3-4): 215-243.

[50] Sabatier P A. An advocacy coalition framework of policy change and the role of policy-oriented learning [J]. Policy Sciences, 1988 (21): 129-168.

[51] Seckinelgin H. A global disease and its governance: HIV/AIDS in sub-Saharan Africa and the agency of NGOs [J]. Global Governance, 2005 (11): 351-368.

[52] Smith T B. The policy implementation process [J]. Policy Science, 1973 (4): 197-209.

[53] Struyk R J. Nonprofit organizations as contracted local social service providers in Eastern Europe and the Commonwealth of Independent States [J]. Public Administration and Development, 2002 (5): 429-437.

[54] Van Meter D S, Van Horn C E. The policy implementation process: a conceptual framework [J]. Administration and Society, 1975 (4): 445-488.

［55］Van Slyke D M. The mythology of privatization in contracting for social services ［J］. Public Administration Review, 2003（3）：296-315.

［56］Kicker W J M. Public governance in the Netherlands：an alternative to Anglo-American 'Managerialism' ［J］. Public Administration, 1997（4）：731-752.

致　谢

在研究过程中，作者得到云南省防艾政策领域诸多机构和个人的支持和帮助，获得大量的研究基础数据，为研究的顺利进行和完成奠定了重要基石，在此表示诚挚谢意。没有云南省各级防艾行政部门和专业机构的领导和工作人员的理解和支持，很难想象本研究所涉及的许多调查内容如何能够完成。

感谢云南省防治艾滋病局和云南省性病与艾滋病防治协会，特别感谢云南省防治艾滋病局的周洪梅处长，省艾协的陈觉民会长、张长安副会长、李春花女士和李英女士，协助作者及研究生团队多次深入基层开展调研活动，并不吝赐教，给予作者许多宝贵的启发和建议。

感谢昆明、红河、德宏、保山、大理、楚雄等州市及县区的防艾行政部门、疾控中心和医疗机构，提供了大量云南省防艾政策领域的资料和数据，并真诚分享了许多宝贵的意见和建议。他们是：昆明市防艾办、五华区防艾办、楚雄州防艾办、楚雄市防艾办、红河州防艾办、蒙自市防艾办、建水县防艾办、开远市防艾办、保山市防艾办、隆阳区防艾办、普洱市防艾办、临沧市防艾办、德宏州防艾办、芒市防艾办、瑞丽市防艾办、陇川县防艾办等；云南省关爱中心、昆明市疾控中心、昆明市关爱中心、昆明市健教所、五华区疾控中心、五华区大观商业城、南屏街、普吉和黑林铺等社区、保山市疾控中心、保山市人民医院、保山市第二人民医院、保山市兰城街道和永昌街道、大理州疾控中心、大理市第二人民医院、大理市银苍社区、建水疾控中心、建水县医院、建水县中医院、建水县妇幼保健院、开远市疾控中心、开远市中医院、开远市妇幼保健院、蒙自市疾控中心、蒙自市妇幼保健院、蒙自市中医院、楚雄州疾控中心、楚雄市疾控中心、楚雄州医院、楚雄州中医院、芒市疾控中心、芒市人民医院、芒市妇幼保健院、芒市丙午社区、瑞丽市疾控中心、瑞丽市妇女儿童发展中心、陇川县疾控中心等。

在研究过程中，作者有幸请教长期从事防艾工作的专家、云南省医学信息研究所的王启林编审和《卫生软科学》期刊的王晓锋编审，他们的耐心指导和真知灼见丰富了作者的研究视野。

在调研活动中，作者和研究生团队有机会接触到活跃在云南省防艾领域的非营利组织，他们的认真、真诚、坚韧、坚持，让我们深深感受到云南省防艾工作成绩背后的这股力量的重要和不可取代！他们是：云南戴托普药物依赖治疗康复中心、云南平行、昆明云岭烛之光互助网、云南爱咨家——艾滋病咨询服务中心、昆明彩云天空健康咨询中心、昆明百合妇女健康中心、昆明阳光家园红十字服务站、五华新起点中心、五华绿色天空、楚雄同心工作组、楚雄红丝带家园、楚雄常青藤小组、楚雄我爱我家小组、大理雨露小组、大理阳光小组、大理防艾健康促进会、芒市妇女健康咨询活动室、芒市绿洲家园、芒市爱心梦缘会、瑞丽海岸线、瑞丽瑞康园、瑞丽惜景家园、瑞丽树化玉、瑞丽红丝带、勐嘎阳光之家、陇川清平妇女之家、保山永昌健康会所、隆阳区关爱磨坊、隆阳区妇女健康中心、开远红河兄弟关爱组、开远红丝带、建水红丝带、蒙自爱心家园、蒙自康馨家园、蒙自青苹果乐园、蒙自同天等社会组织。在此，向所有给予帮助和支持的社会组织、草根组织和社区小组表示真挚感谢！

对参与研究的研究生同学表示衷心感谢！他们在原始数据收集、整理的过程中，付出大量的努力，是研究能够顺利进行的重要基础。同时，他们的辛苦付出也让自己在学术探索中得以成长——已经毕业的邓旭、杨姣、徐小杰、赵建芬等同学的硕士研究生毕业论文，分别以云南省的防治艾滋病工作、项目、政策、参与等为主题进行研究、写作。此外，对参与研究工作的赵建芬、徐小杰、杨映竹、黄磊、吴小琼等同学表示感谢！

最后，向云南省防艾战线所有的实践者表示敬意。在艾滋病防治这个重要而又极具争议性和敏感性的政策领域，在当下艾滋病病毒传播模式发生根本转变而提出严峻挑战的新阶段，在社会还没有完全意识到的严重威胁面前，在许多不为常人所理解的艰辛中，他们的坚守，是我们这个国家最强的脊梁和防线。他们的每一分付出，都让我深深敬佩。